BEI GRIN MACHT SICH IHR WISSEN BEZAHLT

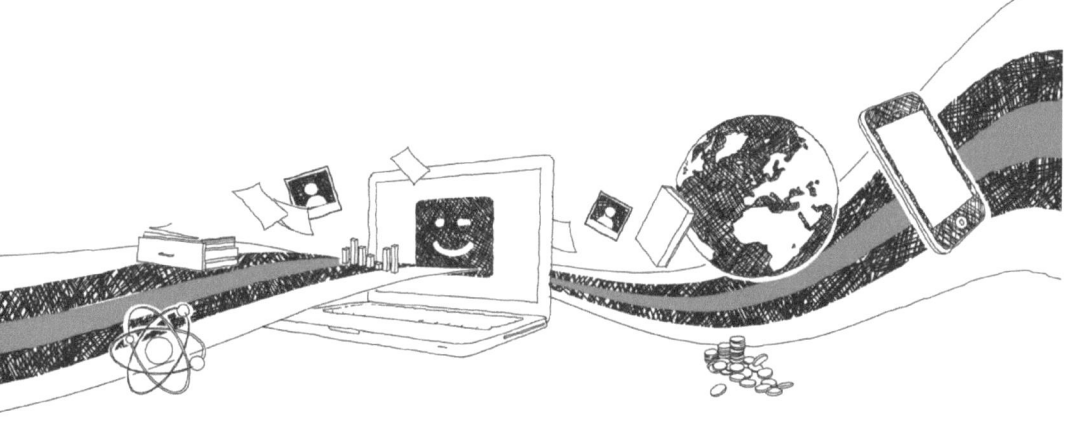

- Wir veröffentlichen Ihre Hausarbeit, Bachelor- und Masterarbeit

- Ihr eigenes eBook und Buch - weltweit in allen wichtigen Shops

- Verdienen Sie an jedem Verkauf

Jetzt bei www.GRIN.com hochladen und kostenlos publizieren

Sportsponsoring von Kampfsportveranstaltungen. Welche Potenziale bieten MMA-Veranstaltungen der UFC für Sportsponsoringaktivitäten von Unternehmen?

Dennis Mees

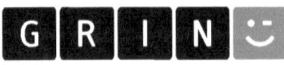

Bibliografische Information der Deutschen Nationalbibliothek:

Die Deutsche Nationalbibliothek verzeichnet diese Publikation in der Deutschen Nationalbibliografie; detaillierte bibliografische Daten sind im Internet über http://dnb.d-nb.de abrufbar.

ISBN: 9783346454911
Dieses Buch ist auch als E-Book erhältlich.

© GRIN Publishing GmbH
Nymphenburger Straße 86
80636 München

Alle Rechte vorbehalten

Druck und Bindung: Books on Demand GmbH, Norderstedt Germany
Gedruckt auf säurefreiem Papier aus verantwortungsvollen Quellen

Das vorliegende Werk wurde sorgfältig erarbeitet. Dennoch übernehmen Autoren und Verlag für die Richtigkeit von Angaben, Hinweisen, Links und Ratschlägen sowie eventuelle Druckfehler keine Haftung.

Das Buch bei GRIN: https://www.grin.com/document/1038563

Fakultät für Sportwissenschaft der Ruhr-Universität Bochum
Lehr- und Forschungsbereich Sportmanagement

Sportsponsoringperspektiven von Kampfsportveranstaltungen

Bachelorarbeit im Fach Sportwissenschaft

Dennis Mees

Bachelor of Science
Studienschwerpunkt: Freizeit, Gesundheit, Training

Bochum, im Juni 2020

Inhaltsverzeichnis

Inhaltsverzeichnis I

Abbildungsverzeichnis II

Tabellenverzeichnis II

Abkürzungsverzeichnis III

Zusammenfassung IV

1	Einleitung/ Problemstellung	1
2	Theoretischer Hintergrund	3
2.1	Sportsponsoring	3
2.1.1	Ziele des Sportsponsorings	5
2.1.2	Wirkungen des Sportsponsorings	7
2.1.3	Einflussfaktoren auf die Wirkung des Sportsponsorings	7
2.1.4	Selektion von Sportsponsorings	10
2.2	Vorstellung Mixed Martial Arts/ Ultimate Fighting Championship	11
3	Analyse	12
3.1	Vorgehensweise in der Analyse	12
3.2	Auswirkungen der Zielgruppencharakteristik der UFC und des MMAs auf das Sportsponsoring	13
3.3	Auswirkungen des Images der UFC und des MMAs auf das Sportsponsoring	17
3.4	Auswirkungen von Besonderheiten des MMAs und der UFC auf das Sportsponsoring	19
4	Diskussion	24
5	Limitation der Arbeit und weiterer Forschungsbedarf	26
6	Praxisimplikationen	27
7	Fazit	28
8	Literaturverzeichnis	30
9	Sonstige Internetquellen	34

Abbildungsverzeichnis

Abb. 1: Planungsprozess im Sportsponsoring 10

Tabellenverzeichnis

Tab. 1: Auswirkungend es Starfaktors auf die PPV-Verkäufe 21

Abkürzungsverzeichnis

Bzw. beziehungsweise

Engl. Englisch

MMA Mixed Martial Arts

UFC Ultimate Fighting Championship

Zusammenfassung

Das Ziel der Arbeit ist es zu analysieren und zu bestimmen, welche Potenziale das Sportsponsoring von Kampfsportveranstaltungen bietet. Dazu wurde die folgende Forschungsfrage erstellt: Welche Potenziale bieten MMA-Veranstaltungen, in Besonderen Veranstaltungen der UFC, für Sportsponsoringaktivitäten von Unternehmen? Um die Forschungsfrage zu beantworten bzw. eine Antwort zu erarbeiten, wurden unterschiedliche Aspekte der Veranstaltungen untersucht. Zu diesen Aspekten gehören die Zielgruppencharakteristik, das Image und die Besonderheiten der UFC bzw. des MMAs bezogen auf das Sportsponsoring. Basierend auf den Ergebnissen der Analyse lassen sich unterschiedliche Perspektiven festhalten. Die UFC und MMA bieten durch ihr besonderes Image, Unternehmen Möglichkeiten, welche dieses Image auf ihre Marke und ihre Produkte transferieren möchten. Darüber hinaus stellt sich heraus, dass das Sponsoring der Kleidung einzelner Kämpfer in den Kämpfen hohes Potenzial bietet, dieses aber im Fall der UFC wegfällt. Ein weiteres Ergebnis ist, dass die Nachfrage nach der UFC stark von der Anwesenheit bestimmter Stars abhängig ist. Zuschauer identifizieren sich mit diesen Stars. Allerdings verhindert der individuelle Kampfverlauf der Kämpfer möglicherweise die visuellen Kontaktpunkte zum Sponsoren. Dadurch kann die Wirkung des Sponsorings negativ beeinflusst werden. Unternehmen bietet die Arbeit eine Grundlage für das Verständnis der Potenziale und Perspektiven der UFC und des MMAs bezogen auf das Sportsponsoring.

Title: Sports sponsorship perspectives of combat sports events.

The aim of this scientific work is to determine the potential of combat sports events. The following research question will be asked: What potential do MMA events, in special UFC events, offer for sports sponsorship activities by companies? Different aspects of the events were examined to answer the research question. These aspects include the target group characteristics, the image and a few special aspects of the UFC and the MMA in relation to sports sponsorship. Different perspectives can be recorded based on the results of the analysis. With their special image, the UFC and MMA offer companies opportunities that want to transfer this special image to their brand and their products. In addition, it turns out that sponsoring the clothing of individual fighters offers great potential in the fights, but this does not apply to the UFC. Another result is that the demand for the UFC is heavily dependent on the presence of certain stars. Spectators identify with these stars. However, the individual course of the fight of the fighters may prevent the visual contact points with the sponsor. This can have a negative impact on the effect of the sponsorship. The work provides companies with a basis for understanding the potential and perspectives of the UFC and the MMA in relation to sports sponsorship

1 Einleitung/ Problemstellung

Das Sportsponsoring ist heutzutage aus der Sportwelt nicht wegzudenken. Sportveranstaltungen, Sportmannschaften, Einzelsportler[1], Sportvereine oder auch Sportverbände gehen Sponsorenpartnerschaften mit Unternehmen aus unterschiedlichsten Wirtschaftszweigen ein (Freyer, 2011). Diese Sponsoringpartnerschaft lässt sich grundsätzlich von zwei Seiten beobachten, welche jeweils diverse Ziele (Walzel & Schubert, 2018). Unternehmen nutzen Gelder für das Sportsponsoring, um vorrangig kommunikative Ziele zu verfolgen. Zu den Zielen gehören neben einem positiven Imagetransfer des gesponsorten Sportlers, der gesponsorten Mannschaft oder des gesponsorten Events, die Steigerung des Bekanntheitsgrades einer Marke, die Kontaktpflege, die Kundenbindung und die Übernahme von gesellschaftlicher Verantwortung (Walzel & Schubert, 2018). Auf der Seite der Unternehmen steigen die Sportsponsoringausgaben stetig an und nehmen gleichzeitig einen prozentual größer werdenden Anteil am Kommunikationsbudget ein (Bruhn, 2018). Im Jahr 2016 lagen die weltweiten jährlichen Sponsoringausgaben bei 57,5 Mrd. USD. In Deutschland lagen die Ausgaben bei 4,8 Mrd. Euro (Walzel & Schubert, 2018). Das steigende Interesse am Sportsponsoring kann neben der emotionalen Situation im Sport, in welchem die Sponsoringbotschaft auf die Zielgruppe trifft (Hermanns & Marwitz, 2008), unter anderem damit erklärt werden, dass klassische Werbung Wirkungsprobleme bei den entsprechenden Zielgruppen hervorruft, ein Beispiel dafür ist das sogenannte „Zapping" (Bruhn, 2018, S.18) in klassischen TV-Werbungen (Bruhn, 2018) Gleichzeitig steigt die Akzeptanz der Zielgruppen dem Sportsponsoring gegenüber an (Bruhn, 2018). Bei der Auswahl von Sponsoringobjekten kommt es aus Sicht der Unternehmen auf unterschiedliche Sponsoringerfolgsfaktoren an. Zu diesen Erfolgsfaktoren gehört primär, dass die richtige Zielgruppe angesprochen wird. Außerdem spielt die Reichweite des Gesponsorten eine wichtige Rolle sowie sein Markenprofil (Walzel & Schubert, 2018). Besonders wichtig im Auswahlverfahren des passenden Sponsoringobjekts ist eine hohe Affinität der Zielgruppen des Sponsors und des Gesponsorten (Bruhn, 2018).

Das Hauptziel, des Gesponsorten, ist eine finanzielle, materielle oder auch immaterielle Beschaffung von Ressourcen. Diese Ressourcen braucht der Gesponsorte, um seinen Spielbetrieb aufrechtzuerhalten, seine Sportstätten zu unterhalten oder seine Athleten zu versorgen (Walzel & Schubert, 2018). Darüber hinaus kann Sportsponsoring genutzt werden, um neue Kunden zu gewinnen und dadurch eine Umsatzsteigerung zu erzielen (Bruhn, 2018). Sportveranstaltungen

---

[1] Im Folgenden werden sämtliche Bezeichnungen, wie Leser, Sportler, Nutzer etc. in der Form des generischen Maskulin geschrieben. Hierbei sind sowohl männliche als auch weibliche Vertreter angesprochen.

selbst sind auf finanzielle Zuschüsse angewiesen, um das Event überhaupt durchführen zu können. Die Fußball WM 2014 in Brasilien war in der Durchführung des Turniers ebenfalls abhängig von den Sponsorenbeiträgen (Bruhn, 2018).

Unternehmen sind dauerhaft auf der Suche nach Sponsoringmöglichkeiten und Sponsoringbereichen (Bruhn, 2018). Kampfsportveranstaltungen insbesondere Veranstaltungen der gemischten Kampfkünste engl. Mixed Martial Arts (MMA) werden immer populärer und gewinnen an Reichweite und Zuschauern (Nieland & Vogt, 2018). Mit zunehmender Bekanntheit einer Veranstaltung bei spezifischen Zielgruppen steigt auch die Investitionsbereitschaft von Sponsoren an (Bruhn, 2018). Ein Beispiel für diese Entwicklung der gemischten Kampfkünste stellt die Ultimate Fighting Championship (UFC) dar. Die Zuschauerzahlen der UFC übertreffen mittlerweile die der großen amerikanischen Sportligen, wie der National Basketball League und der Major League Baseball. Außerdem wird die UFC mittlerweile durch zahlreiche Sponsoren unterstützt (Nieland & Vogt, 2018). In Deutschland ist MMA und die UFC aktuell noch ein Nischenprodukt, doch auch in Deutschland wächst die Nachfrage nach MMA (Nieland & Vogt, 2018). Kampfsport insbesondere MMA hat neben dem wachsenden Zuschauermarkt weiteres Potenzial für Sportsponsoringaktivitäten. MMA lässt sich als Risikosportart klassifizieren. Besonders für die Zuschauer von Risikosportarten ist die eigene Suche nach Aufregung und Erlebnis ein entscheidender Persönlichkeitsfaktor für potenzielle Sponsoren (Devlin, Brown, Billings & Bishop, 2013). In der Forschung wurden Imagewerte, Zuschauerzusammensetzungen und Determinanten der Nachfrage nach der UFC bzw. des MMAs bereits mehrfach untersucht, wie beispielsweise in den Arbeiten von Brett (2017), Kim, Greenwell, Andrew, Lee und Mahony (2008), MacIntosh und Crow (2010), sowie Tainsky, Salaga und Santos (2012). Allerdings befasst sich bis heute keine wissenschaftliche Arbeit damit einen Kontext aufzuspannen, in welchem die Sponsoringpotenziale und Einflüsse auf die Wirkungen der Sponsoringbotschaften im MMA bzw. in der UFC untersucht werden. Aus dieser wissenschaftlichen Lücke leitet sich folgende Fragestellung ab.

Welche Potenziale bieten MMA-Veranstaltungen, in Besonderen Veranstaltungen der UFC, für Sportsponsoringaktivitäten von Unternehmen?

Die Bearbeitung der Fragestellung soll am Ende der Arbeit dazu führen, dass eine klare Übersicht entsteht, welche Potenziale und Perspektiven Veranstaltungen der UFC und des MMAs bieten. Darüber hinaus soll aufgezeigt werden, inwiefern bestimmte Aspekte der Veranstaltungen negativ auf die Sponsoringmöglichkeit auswirken und welche Probleme bezogen auf die Wirkungen des Sponsorings entstehen können. Diese Fragestellung wird durch eine theoretisch-konzeptionelle Arbeit analysiert und es wird eine Beantwortung bzw. ein Ergebnis ausgearbeitet.

Die Arbeit beginnt mit der Darlegung begrifflicher und theoretischer Grundlagen bezüglich des Sportsponsoring. Anschließend wird der Sport[2] MMA und die UFC aufgegriffen und vorgestellt. Basierend darauf erfolgt im Anschluss eine Analyse der Auswirkungen auf die Sponsoringpotenziale von allgemeinen Merkmalen der UFC bzw. des MMAs an. Daraufhin wird das Image der Veranstaltungen und die Zielgruppenbesonderheiten mit dessen Auswirkungen auf die Sportsponsoringperspektive analysiert. Auf Grundlage dessen folgt die Diskussion der Ergebnisse und im Anschluss die Limitationen der Arbeit, sowie der weitere Forschungsbedarf. Im Hinblick darauf werden erläutert, welche Praxisimplikationen für Unternehmen ableitbar sind. Abschließend wird ein Fazit gezogen.

2 Theoretischer Hintergrund

Zu dem grundlegenden Verständnis warum Sportsponsoring überhaupt existiert bzw. welche Ziele Unternehmen als Sponsor und Veranstaltungen als gesponsortes Objekt verfolgen, werden im Folgenden die gängigsten Ziele aus beiden Sichtweisen kurz und prägnant aufgegriffen und erklärt. Dabei wird ausführlicher auf die Position des Sponsors eingegangen, da sich meine Fragestellung explizit mit der Position des Sponsors beschäftigt und diese damit von entscheidender Bedeutung für meine Arbeit ist. Ich gehe nicht darauf ein, welche Ziel- und Wirkungsgrößen explizit für das Sponsoring von Mannschaften, Vereinen, Einzelsportlern oder Verbänden vorliegen, weil sich meine Arbeit im Kern dem Sportsponsoring von Veranstaltungen auseinandersetzt. Einige Ziel- und Wirkungsgrößen sind jedoch identisch. Bevor die Ziele erklärt werden ist zunächst darauf einzugehen was Sportsponsoring ist, damit der Leser einen adäquaten Blick auf das Feld des Sportsponsoring hat und die Analyse im zweiten Teil in einen Kontext bzw. Rahmen gesetzt werden kann. Die Perspektive von Kampfsportveranstaltungen in Bezug auf Sportsponsoringaktivitäten wird vorrangig am Beispiel der Ultimate Fighting Championship analysiert, weshalb die Kampfsportart Mixed Martial Arts am Beispiel der Ultimate Fighting Championship im ersten Teil erläutert wird. Die Analyse im zweiten Teil baut auf den Kontext des theoretischen Hintergrundes auf.

2.1 Sportsponsoring

Zunächst wird ein Blick auf das Sportsponsoring geworfen. Welche Ziele verfolgt das Sportsponsoring und was ist seine grundlegende Bedeutung? Das folgende Zitat bildet eine Basis für ein grundlegendes Verständnis des Sachzusammenhangs.

---

[2] In der öffentlichen Diskussion ist noch nicht geklärt ob MMA als Sport angesehen wird (Brett, 2017). Im Folgenden wird allerdings MMA als Sport klassifiziert, da die Diskussion um den sportlichen Gehalt der gemischten Kampfkünste kein Teil meiner Arbeit darstellt

> „Sportsponsoring ist eine Partnerschaft zwischen Sponsor (Sponsoringgeber) und Gesponserten (Sponsoringnehmer) zum beiderseitigen Vorteil auf Basis einer vertraglichen Vereinbarung. Charakteristisch ist hierbei das Prinzip von Leistung und Gegenleistung. Der Sportsponsor strebt an, die besonderen, teilweise einzigartigen Werte und Eigenschaften des Sports sowie das große Interesse der Konsumenten am Sport für seine eigenen Marketing- und Kommunikationsziele zu nutzen. Für den Gesponserten ist Sportsponsoring ein wichtiges Beschaffungs- und Finanzierungsinstrument für das Erreichen sportlicher Ziele" (Walzel und Schubert, 2018. S,46).

Einige wichtige Kernpunkte des Sportsponsorings sind dem Zitat zu entnehmen. Festzuhalten ist, das nach Walzel und Schubert (2018) beide Parteien bestimmte Ziele mit dem Sponsoring verfolgen. Die Partnerschaft basiert auf dem Prinzip der Leistung und Gegenleistung. Sie erfolgt auf vertraglicher Basis und strebt einen beidseitigen Vorteil an. Damit hebt sich Sportsponsoring oder das Sponsoring allgemein von Mäzenatentum ab, da der Sponsor nicht uneigennützig agiert, sondern spezifische Ziele durch die Partnerschaft erreichen will (Hermanns & Marwitz, 2008).

Bruhn (2018) hält sechs Merkmale mit allgemeiner Gültigkeit für Sponsoring fest, welche das vorangegangene Zitat ergänzen. Sponsoring basiert auf dem Prinzip der Leistung und Gegenleistung. Das bedeutet, dass von Sponsor Fördermittel zur Verfügung gestellt werden und gleichzeitig kann er durch den Gesponserten seinen eigenen Markennamen oder auch sein Firmenlogo werbewirksam einsetzen. Hinter einer Sponsoringpartnerschaft steht in der Regel auch ein Fördergedanke. Sponsoring ist nicht als reiner Verkauf von Werbeflächen anzusehen. Vor allem im Breitensport verfolgt der Sponsor mit seinem Sponsoring oftmals auch eine Förderabsicht. Des Weiteren erfüllt das Sponsoring eine kommunikative Funktion. So kann die Sponsoringbotschaft durch den Gesponserten übertragen und durch die Massenmedien vervielfacht werden. Außerdem liegt dem Sponsoring ein systematischer Planungs- und Entscheidungsprozess zu Grunde. Nur durch das zur Verfügung stellen von Fördermittel können Sponsoringziele nicht erreicht werden, ihnen liegen planende, organisierende, durchführende und kontrollierende Maßnahmen zu Grunde, welche auf einer Situationsanalyse und spezifischen Zielformulierungen basieren. Des Weiteren werden Sponsoringmaßnahmen im Verbund mit unterschiedlichen Marketinginstrumenten und Kommunikationsinstrumenten genutzt. Als sechstes Merkmal hält Bruhn (2018) den Imagetransfer, welcher gleichzeitig eines der Hauptziele des Sponsorings darstellt. Im späteren Verlauf wird der Imagetransfer ausführlicher erklärt.

Sponsoring bietet im Gegensatz zur klassischen Werbung die Möglichkeit den Konsumenten über einen nicht-kommerziellen Weg und in einem emotionalen Umfeld zu erreichen. Des Weiteren bietet Sponsoring eine hohe Kontaktqualität mit zielgerichtet Kommunikationsbotschaften an ausgewählte Zielgruppen. Darüber hinaus genießt Sponsoring eine hohe Akzeptanz in der Gesellschaft und die Sponsoringbotschaft kann durch mediale Übertragungen bedeutende Reichweiten erlangen (Hermanns & Marwitz, 2008).

Heute ist Sportsponsoring die bedeutendste Form des Sponsorings[3]. Hermanns und Marwitz (2008) gehen davon aus, dass dies mit dem hohen Stellenwert von Sport in der Gesellschaft und der damit einhergehenden Faszination zusammenhängt. Besonders bezogen auf den von Unternehmen angestrebten Imagetransfer (vgl. Kap. 2.1.1) bietet der Sport durch seine häufig assoziierten Werte wie Spannung und Dynamik eine attraktive Möglichkeit für Unternehmen (Hermanns & Marwitz 2008). Wie bereits erwähnt bietet der Sport unterschiedliche Möglichkeiten als Sponsor aktiv zu werden, wie beispielsweise das Testimonial Sponsoring, das Vereinssponsoring oder das Veranstaltungssponsoring (Adjouri & Stastny, 2015; Freyer, 2011; Hermanns & Marwitz 2008), jedoch insbesondere das Sponsoring von Großveranstaltungen, wie etwa der FIFA Weltmeisterschaft, bietet hohe Reichweiten für die Sponsoringbotschaft, sowohl medial als auch vor Ort (Hermanns & Marwitz, 2008).

Damit sind grundlegende Merkmale des Sponsorings erläutert. Im nächsten Schritt wird genauer auf die Ziele der Sponsoringpartnerschaften eingegangen.

2.1.1 Ziele des Sportsponsorings

Die Ziele des Sponsorings lassen sich grundsätzlich aus zwei Perspektiven betrachten. Zum einen sämtliche Ziele, welche der Sponsor verfolgt und auf der anderen Seite alle Ziele, die vom Gesponsorten verfolgt werden (Freyer, 2011).

Sponsoringpartnerschaften dienen dem Gesponsorten in erster Linie als Beschaffungsmaßnahme für Finanzmittel (Adjouri & Stastny, 2015). Dieser nutzt die Partnerschaft, um sein eigenes Finanzierungsrisiko zu streuen. Am Beispiel von Sportveranstaltungen können so die Einkommensquellen gestreut werden und die Abhängigkeit durch die Einnahmen, wie dem Eintrittskartenverkauf und den Einnahmen an Medienrechten gesenkt werden (Walzel & Schubert, 2018). Freyer (2011) kritisiert an dieser Stelle, dass andere Möglichkeiten, die Sponsoring im Marketing des Gesponsorten haben kann, selten in Betracht gezogen werden. So kann Sponsoring auch für den Gesponsorten ein Kommunikations- und Distributionsmittel sein. Des Weiteren kann der Sponsor die Öffentlichkeitsarbeit des Gesponsorten unterstützen (Freyer, 2011)

An dieser Stelle könnte ausführlicher auf die Ziele des Gesponsorten eingegangen werden, allerdings spielt die Sichtweise des Sponsoringobjektes für die spätere Analyse eine untergeordnete Rolle und ist an dieser Stelle nicht ausführlicher zu erklären.

Die Zielsetzungen auf Seiten des Sponsors werden im Folgenden ausführlicher erläutert, da diese für meine Arbeit von entscheidender Bedeutung sind. Das Bestreben von Unternehmern

---

[3] In der einer Studie aus dem Jahr 2016 gaben von 135 befragten deutschen Unternehmen, welche als Sponsor tätig sind, 86,7% im Sportsponsoring aktiv zu sein (Bagusat, 2017).

im Sportsponsoring leitet sich aus den jeweiligen Kommunikationszielen, welche im Vorfeld festgelegt wurden, ab (Hermann & Marwitz, 2008). Ziele im Sportsponsoring lassen sich im ersten Schritt in ökonomische und nicht-ökonomische bzw. psychologische Ziele unterteilen (Bagusat, 2008; Bruhn, 2018; Hermanns & Marwitz, 2008). Die Sponsoringziele tragen dazu bei die übergeordneten Kommunikationsziele zu erreichen (Bruhn, 2018). In den Standardwerken zur Thematik des Sportsponsoring werden die Ziele unterschiedlich unterteilt. Bruhn (2018) unterteilt die Ziele in ökonomische Ziele und psychologische Ziele, wobei die letzteren nochmals in affektive, konative und kognitive Ziele unterteilt sind. Adjouri und Stastny (2015), sowie Freyer (2011) unterteilen die Ziele nicht gesondert voneinander. Walzel und Schubert (2018) unterteilen die Ziele zwar nicht in ökonomische und psychologische Ziele, allerdings ordnet Walzel (2019) auch sie nach affektiven, kognitiven und konativen Zielen, wie Bruhn (2018). Einigkeit besteht jedoch über die Existenz einer kausalen Wirkungskette. Bruhn (2018) und Cornwell, Weeks und Roy (2005) beschreiben einer Wirkungskette zwischen den kognitiven, affektiven und konativen Wirkungen des Sponsorings. Diese Wirkungskette wird genauer im nächsten Kapitel genauer erläutert.

Als ökonomische Ziele sind grundsätzlich Umsatz-, Gewinn- und Marktanteilsteigerung anzusehen (Hermanns & Marwitz, 2008). In bestimmten Branchen lassen sich Sponsorenprodukte direkt im Feld des Sports verkaufen. Beispielsweise lassen sich durch Sportprodukte, welche einen nahen Bezug zur Sportart haben direkte Absatzsteigerungen erzielen. Als Beispiel hierfür sind Produkte, welche von den Wettkampfsiegern genutzt werden, zu betrachten. Des Weiteren sind Promotionsmöglichkeiten auf den Veranstaltungen Möglichkeiten der direkten Erfüllung ökonomischer Ziele (Bruhn, 2018). Sportsponsoring lässt sich, wie bereits erwähnt, als Kommunikationsinstrument und damit als Investition des Unternehmens einordnen, weshalb Sponsoring letztlich das Ziel hat einen Gewinn zu erzielen und den Umsatz zu erhöhen (Adjouri & Stastny, 2015). Mittelfristig lassen sich Umsatzsteigerung erzielen und der Marktanteil erweitern. Langfristig kann sich daraus ein Wettbewerbsvorteil gegenüber der Konkurrenz ergeben (Bruhn, 2018).

Hermanns und Marwitz (2008) nennen im Wesentlichen fünf psychologische Ziele:

- Die Erhöhung bzw. Stabilisierung des Bekanntheitsgrades
- Die Beeinflussung des Images
- Die Kontaktpflege
- Die Mitarbeitermotivation
- Leistungsdemonstration von Produkten

Die psychologischen Ziele dienen als Einflussgrößen für die letztliche Erreichung der ökonomischen Ziele (Hermanns & Marwitz, 2008) und werden von Bruhn (2018) in einer Wirkungskette dargestellt.

2.1.2 Wirkungen des Sportsponsorings

Zu den kognitiven Wirkungen lässt sich die Erhöhung des Bekanntheitsgrades zuordnen (Bruhn, 2018). Gerade Großveranstaltungen eignen sich dazu, indem das Firmen- bzw. Markenlogo des Sponsors platziert wird, wird es durch Zuschauer in einem emotional positiven Umfeld bewusst oder unbewusst wahrgenommen wird. Allerdings lassen sich keine Kommunikationsbotschaften über neue Produkte oder Informationen mitteilen, da die Werbefläche häufig auf das Markenlogo begrenzt ist (Bruhn, 2018). Medien, welche die Veranstaltungen ausstrahlen, dienen dabei als Multiplikator (Walzel, 2019).

Der Imagetransfer ist in der Literatur als affektive Wirkung beschrieben. Bei einer langfristigen Partnerschaft zwischen Sponsor und Gesponserten lassen sich das wahrgenommene Image von Gesponsorten auf Sponsor übertragen und umgekehrt (Gwinner, 1997). Die Veränderung, Kreation und Stabilisierung des Images sind mögliche positive Auswirkungen (Bagusat, 2008). Die affektive Wirkung ist die emotionale Wirkung, welche durch das Sponsoring beim Rezipienten ausgelöst wird (Walzel und Schubert, 2018). Zaharia, Biscaia, Gray, und Stotlar (2016) stellen heraus, dass durch eine kurzfristige Sponsoringaktivität, welche nicht über die Phase der Bewusstseinsbildung hinaus geht, weder Einstellung zur Marke verbessert noch die Kaufabsicht beeinflusst wird.

Konative Ziele sind letztlich die aus den vorangegangenen Wirkungen erzielte Verhaltensweisen der Sponsoringzielgruppen, sowie die Realisierung von beziehungsorientierten Zielen, wie der Kundenbindung und Kontaktpflege. Dazu gehören sowohl die tatsächliche Kaufentscheidung und mögliche Mund-zu-Mund-Kommunikation, sowie die Erhöhung der Anzahl der Käufe von Kunden (Bruhn, 2018).

Kognitive und affektive Wirkungen sind Vorgänge, die nicht direkt beobachtbar sind, da sie im Konsumenten stattfinden. Konative Wirkungen allerdings sind beobachtbar, da sie sich in konkreten Verhaltensweisen äußern (Walzel & Schubert, 2018). Diese Wirkungskette verdeutlicht, dass die Wirkungen und damit die Erreichung der Sponsoringziele zeitversetzt eintreten (Walzel & Schubert, 2018). Darüber hinaus wirken weitere Einflussfaktoren auf die gewünschte Wirkung und damit auf die Erreichung der Zielgrößen ein. Diese Einflussfaktoren werden im Folgenden dargestellt, da diese wesentliche Bezugspunkte für die spätere Analyse sind.

2.1.3 Einflussfaktoren auf die Wirkung des Sportsponsorings

In der Literatur lassen sich einige Faktoren herausstellen, die als Voraussetzungen für eine positive Wirkung des Sportsponsorings gelten. Hermanns und Marwitz (2008) sehen die wahrgenommene Glaubwürdigkeit bzw. Passung der Partnerschaft, die Dauer der Partnerschaft, die Anzahl weiterer Sponsoren sowie die Relevanz des Gesponsorten in der Zielgruppe als Voraussetzungen für die Sponsoringwirkung.

Hermanns und Marwitz (2008) stellen heraus, dass die Kongruenz zwischen Sponsor und Gesponsorten einer der entscheidenden Faktoren für den erfolgreichen Einsatz des Sponsorings ist. Walzel und Schubert (2018) beschreiben die Kongruenz wie folgt:

> „Die Kongruenz bezieht sich auf den Grad der Ähnlichkeit zwischen Sponsor und Gesponserten. Gibt es hinsichtlich der wahrgenommenen Attribute und Assoziationen viele Gemeinsamkeiten zwischen beiden wird von einer hohen Kongruenz bzw. Fit gesprochen und umgekehrt" (Walzel & Schubert 2018, S.82).

Die wahrgenommene Kongruenz zwischen Gesponsorten und Sponsor ist in einer Vielzahl von wissenschaftlichen Studien als ein wichtiger Einflussfaktor auf den Erfolg des Sponsorings genannt (Alonso-Dos-Santos, Vveinhardt, Calabuig-Moreno & Montoro-Ríos, 2016; Khuong & Chau, 2017; Olsen & Thjømøe, 2011; Park & Sihombing, 2019; Speed & Thompson, 2000; Tomalieh, 2016; Woisetschläger, Eiting, Haselhoff & Michaelis, 2009; Zaharia et al., 2016). Die Kongruenz setzt sich aus dem Produktbezug, der Größenidentität, der Zielgruppenähnlichkeit, der geographischen Ähnlichkeit, der Einstellungsähnlichkeit, der Imageähnlichkeit oder der Beziehungsdauer zusammen. Wobei der Produktbezug, die Zielgruppenähnlichkeit und die Einstellungsähnlichkeit den stärksten Einfluss auf die Passung ausüben (Walzel & Schubert, 2018). Die Imageähnlichkeit selbst wird aus der subjektiven Wahrnehmung des Rezipienten erfasst. Sie kann entweder funktionalen oder bildlichen Ursprungs sein (Gwinner, 1997).

Walzel und Schubert (2018) stellen weitere Faktoren heraus, welche die Sponsoringwirkung beeinflussen.

Bisherige Erfahrungen mit dem Sponsor und vorhandenes Wissen über den Sponsor, aus Sicht der Zielgruppe, sowie die grundsätzliche Einstellung zum Sponsoring werden als individuelle Faktoren bezeichnet. Die emotionale Erregung des Rezipienten, sowie das persönliche Involvement[4] haben Einfluss auf den Erfolg des Sponsorings (Walzel & Schubert, 2018). Im späteren Verlauf werden ebenfalls MMA involvierten Fans aufgegriffen, damit sind nicht zwangsläufig Zuschauer mit einem hohen persönlichen Involvement gemeint, sondern Zuschauer, welche in den Sport involviert sind, weil sie diesen selbst ausüben oder in engeren Kontakt dazu stehen. Walzel und Schubert (2018) stellen des Weiteren die Gruppenzugehörigkeit zum Gesponsorten, also die Fan-Identität, als Einfluss auf die Sponsoringwirkung heraus.

Einfluss auf die Verarbeitung der Sponsoringbotschaft hat außerdem die Häufigkeit des Reizes der Sponsoringbotschaft (Mayo & Bishop, 2010; Walzel & Schubert, 2018), wobei sich die Auswirkungen auf die Sponsoringbotschaft bei mangelnder und bei übermäßiger Quantität negativ darstellen (Speed & Thompson, 2000; Woisetschläger et al., 2009). Außerdem wirkt der Grad des Involvements auf die Wirkung der Sponsoringbotschaft. Hochinvolvierte Fans brauchen einen

---

[4] „Engagement bzw. innere Beteiligung, mit dem sich jemand einem Gegenstand, einer Aktivität oder einer Kommunikationsbotschaft . . . zuwendet" (Schneck, 2015 S.475)

stärkeren Reiz des Sponsors, um die Botschaft zu verarbeiten (Walzel & Schubert, 2018). Die vorherige Bekanntheit einer Marke (Khuong & Chau, 2017) und die Einstellung zur Marke hat einen positiven Einfluss auf die Wirkung der Sponsoring Botschaft beim Rezipienten (Speed & Thompson, 2000). Darüber hinaus hat der Grad der Identifikation der Zielgruppe mit dem Gesponsorten eine positive Wirkung auf die Sponsoringbotschaft, denn Hickman (2015) stellte in einer Studie fest, dass höher identifizierte Fans eine gesteigerte Kaufabsicht nachweisen. Diese Hochidentifizierte Fans sind Zuschauer, welche sich beispielsweise in einer Sportart, Mannschaft oder einem Sportler wiederfinden. Identifizierte Fans sind aktiver bei der Beobachtung der sportlichen Ereignisse und erkennen Sponsorenmarken eher als weniger identifizierte Zuschauer (Gwinner & Swanson, 2003).

Ein weitere Wirkungsdeterminante des Sportsponsorings ist die Reichweite des Gesponsorten. Die Reichweite hat keine Aussagekraft über die Wahrnehmung, Einstellung und Verarbeitung der Sponsoringbotschaft, allerdings bestimmt diese letztlich, wie viele Personen mit der Sponsoringbotschaft erreicht werden. Die Reichweite teilt sich in direktes Publikum und indirektes Publikum auf. Direktes Publikum sind Anwesende bei einer Veranstaltung und das indirekte Publikum sind Mediennutzer, welche mit der Sponsoringbotschaft in Kontakt kommen (Hermanns & Marwitz, 2008).

Die komplette Erstellung einer Blaupause zu allen Wirkungsbedingungen und Erfolgsfaktoren des Sponsorings würde den Rahmen dieser Arbeit überschreiten. Festzuhalten ist, dass vor allem die Ähnlichkeit bzw. Kongruenz zwischen Sponsor und Gesponsorter ein wichtiger Erfolgsfaktor darstellt (Alonso-Dos-Santos et al., 2016; Khuong & Chau, 2017; Olsen & Thjømøe, 2011; Park & Sihombing, 2019; Speed & Thompson, 2000; Tomalieh, 2016; Woisetschläger et al., 2009; Zaharia et al., 2016). An dieser Stelle ist zusätzlich anzumerken, dass auch Sponsoringpartnerschaften zum Erfolg führen können, welche keine optimale Kongruenz nachweisen. Die Aktivierung des Sponsorings[5] spielt eine wichtige Rolle (Walzel & Schubert, 2018). Durch sie können auch weniger kongruente Sponsoringpartnerschaften zum Erfolg führen (Zaharia et al., 2016). Sind keine direkt erkenntlichen Ähnlichkeiten vorhanden, können durch Werbekampagnen Assoziationen zwischen Sponsor und Sponsoringobjekt hergestellt werden (Deane, Smith & Adams, 2003).

---

[5] Die Aktivierung umfasst sowohl Maßnahmen der Kommunikation, wodurch die wahrgenommene Kongruenz des Sponsors und des Gesponsorten aus Sicht des Rezipienten erhöht wird. Außerdem sind damit Aktivitäten gemeint, in welchen der Sponsor in direkten Kontakt mit der Zielgruppe kommt, um so eine positive Einstellung zum Sponsor zu fördern (Walzel & Schubert, 2018).

2.1.4 Selektion von Sportsponsorings

Um die gewünschten Wirkungen in den Zielgruppen zu erlangen und damit das Sportsponsoring erfolgreich eingesetzt werden kann, wird dem Sportsponsoring ein systematischer Entscheidungs- und Planungsprozess vorangestellt. Es reicht nicht aus lediglich die gewünschte Zielgruppe zu analysieren, da die Imagekongruenz ebenfalls einen hohen Einfluss auf die Sponsoringwirkung hat (Deane et al., 2003). Dieser Planungsprozess (s. Abb. 1) orientiert sich am Planungsprozess des Marketingmanagements. Nach einer Situationsanalyse des Unternehmens folgt die Festlegung der Sponsoringziele und die Festlegung der Zielgruppen. Im Anschluss daran werden die Sportsponsoringstrategie und Sportsponsoringphilosophie ausgearbeitet. Darunter fallen die Festlegung des Sponsoringbudgets, Auswahl von Sportsponsorships und die Durchführung von Einzelmaßnahmen. Daraufhin erfolgt die Erfolgskontrolle des Sportsponsorships (Bruhn, 2018).

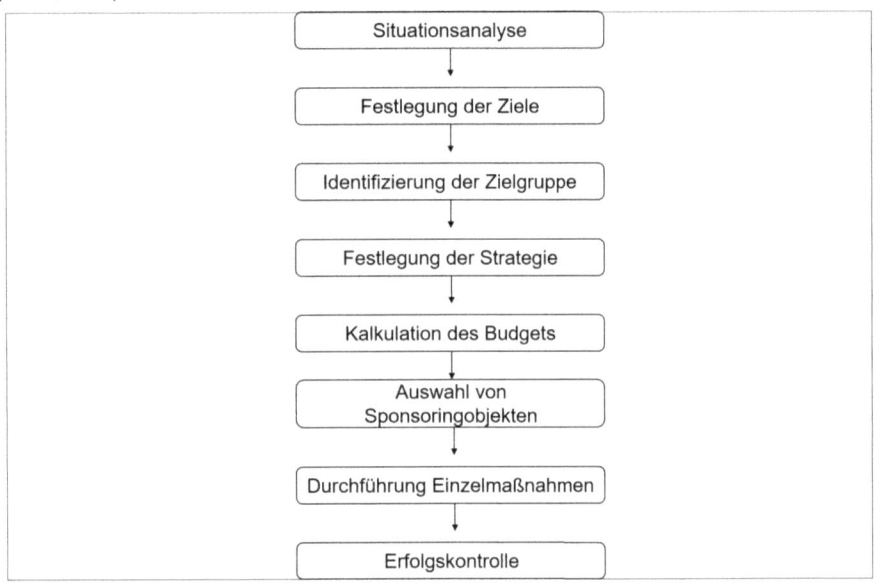

Abb. 1. Planungsprozess im Sportsponsoring (angelehnt an Bruhn, 2018, S.138)

Die Analyse meiner Arbeit befasst sich hauptsächlich mit den Kriterien und Einflussgrößen, welche bei der Auswahl des passenden Sponsorships eine Rolle spielen, diese bereits erläutert wurden (vgl. Kap. 2.1.3). Aus diesem Grund gehe ich im Folgenden lediglich kurz auf die Grob- und Feinauswahl der Sponsoringpartner ein, welche in einem stufenförmigen Prozess angeordnet sind (Bruhn, 2018; Walzel & Schubert, 2018).

In der Grobauswahl wird die Sportart identifiziert, in welcher der Sponsor aktiv werden will. Es werden Kriterien festgelegt, auf deren Basis die entsprechenden Sportarten für die kommunikative Aufgabenstellung des Sponsors beurteilt werden. Dabei orientieren sich Sponsoren an dem Affinitätenkonzept[6]. (Bruhn, 2018; Hermanns & Marwitz, 2008). Bruhn (2018) unterscheidet dabei zwischen der Produktaffinität, der Zielgruppenaffinität und der Imageaffinität. Während die Zielgruppen- und Imageaffinität die Ähnlichkeit des Images und der Zielgruppe beschreibt, beschreibt die Produktaffinität, inwiefern die Leistungen oder Produkte des Sponsors in Beziehung mit der Sportart stehen. Am Beispiel der UFC wären Sponsoren, welche MMA typische Ausrüstung herstellt, als besonders affin zu betrachten. Angestrebt wird eine möglichst hohe Passung zwischen Sponsor und Gesponserten, um so die potenzielle Wirkung des Sponsorings zu maximieren (vgl. Kap. 2.1.3).

Die Feinauswahl umfasst die Auswahl und Analyse der Sponsoringmöglichkeiten innerhalb der ausgewählten Sportart. Dazu gehören Entscheidungen über die verschiedenen Formen des Sportsponsorings, wie etwa dem Sponsoring von Veranstaltungen, Mannschaften, Einzelsportlern oder Organisationen (Bruhn, 2018).

2.2 Vorstellung Mixed Martial Arts/ Ultimate Fighting Championship

MMA hat seine Ursprünge in der Pankration, einem altgriechischen Kampfsport (Bottenburg & Heilborn, 2006). MMA ist eine Kombination aus unterschiedlichen Kampfkünsten. Sowohl Tritt- und Schlagtechniken aus dem Kickboxen, Thaiboxen, Taekwondo und Boxen, als auch Würge- und Hebelgriffe, sowie Bodentechniken aus dem Brazilian Jiu-Jitsu und dem Ringen kommen zum Einsatz (Bottenburg & Heilborn, 2006; Downey, 2014).

Populär wurde MMA durch die Vergleichswettkämpfe der UFC in den USA in den frühen 1990er Jahren (Brett, 2017). Das Regelwerk zu den frühen Zeitpunkten verzichtete auf Gewichtsklasse, Runden, Punkterichter, Punkte und Zeitlimits. Die Kämpfer konnten den Kampf nur durch einen Knockout oder eine Aufgabe des Gegners gewinnen. Aufgrund der daraus resultierenden blutigen Gewaltdarstellungen folgten politische Maßnahmen und nationale Fernsehsender weigerten sich die Kämpfe zu übertragen (Bottenburg & Heilborn, 2006).

Nach dem Aufkauf der Organisation und der anschließenden Änderung des Regelwerks gewinnt MMA und die UFC zunehmend an Bedeutung (Kelm, 2016). Im heutigen Regelwerk der bekanntesten MMA-Organisationen, der UFC, kämpfen die Kämpfer über drei Runden je fünf Minuten. In Titelkämpfen wird über fünf Runden á fünf Minuten gekämpft. Der Kampf kann beendet werden

---

[6] Nach dem Affinitätenkonzept werden Verbindungen zwischen dem Produkt, den Zielgruppen und dem Image des Unternehmens und den Sponsoringbereichen geprüft, um so eine glaubwürdige und passende Sponsoringmöglichkeit ausfindig zu machen (Bruhn, 2018).

durch einen Knockout, einen technischen Knockout, einer Submission oder nach Punkten. Als Submission werden Hebel- und Würgegriffe bezeichnet, die den Gegner zur Aufgabe zwingen. Die Kämpfe selbst werden in dem, für MMA typischen, Oktagon ausgetragen, einem Käfig in achteckiger Grundform. Abseits der UFC finden ebenfalls MMA Kämpfe auf Matten, in Boxringen oder ähnlichen Ringbegrenzungen statt (Staack, 2019). Heute ist die UFC die größte MMA-Organisation der Welt und vermarktet ihre Kämpfer weltweit (Kelm, 2016). Die Kämpfer tragen im Gegensatz zum Boxen dünnere und weniger gepolsterte Handschuhe, welche das Greifen des Gegners ermöglichen (Downey, 2014).

Die UFC hat bis zum Jahr 2020 511 Veranstaltungen ausgetragen. 2019 wurden 42 Veranstaltungen in 14 unterschiedlichen Ländern ausgetragen (UFC, 2020a). Eine Vielzahl an Sponsoren sind bereits Partnerschaften mit der UFC eingegangen. Dazu gehören hauptsächlich Alkohol-, Sport- und Motorsport Marken. Marken wie Harley Davidson und Anheuser Busch platzieren ihre Markenlogos im Oktagon der UFC (MacIntosh & Crow, 2010).

3 Analyse

3.1 Vorgehensweise in der Analyse

Der erste Teil der Analyse besteht daraus, die Zielgruppecharakteristika der UFC bzw. des MMAs differenziert zu betrachten und die Auswirkungen der Besonderheiten der Zielgruppe auf die Sportsponsoringwirkung zu analysieren. Hierdurch werden Grundlagen geschaffen, um im späteren Verlauf diese Besonderheiten und deren Bedeutung für weitere Einflüsse auf die Wirkung des Sponsorings hinzuzuziehen. Die Zuschauermotivation, also die Frage weshalb Personen Fans und Zuschauer des Sports sind, wird in diesem Zuge analysiert. Es werden Studien, welche dies bereits untersucht haben, differenziert betrachtet. Zu Beginn der einzelnen Gesichtspunkte der Analyse wird auf die Auswahl der Methodik und ggf. der Untersuchungsgruppe der Studien eingegangen, um den Aussagewert für den Kontext dieser Arbeit aufzuzeigen. Im Speziellen wird neben den Motiven, ebenfalls die Zusammensetzung der Zielgruppe, sowie deren Einfluss auf das Sportsponsoring analysiert. Im Anschluss wird das Image der UFC und des MMAs aus unterschiedlichen Perspektiven dargestellt und daraus ableitend analysiert, welche Bedeutungen daraus für das Sportsponsoring resultieren. Das Image stellt einen wichtigen Gesichtspunkt für die Auswahl des potenziellen Sponsors dar, da zum einen ein ähnliches Image von Sponsor und Gesponsorten die Kongruenz beeinflusst (Walzel & Schubert, 2018) und zum anderen das Image des Gesponsorten Grundlage für den Imagetransfer bzw. die affektive Wirkung des Sponsorings ist (Bagusat, 2008). Im Anschluss daran werden Besonderheiten der UFC und des MMAs und dessen Einfluss auf die Sportsponsoringwirkung analysiert. Der Fokus liegt dabei auf potenziellen Problemen des Sports und der Veranstaltung bei der Entfaltung der Sponsoringwirkung mit besonderem Fokus auf dem Erreichen des Publikums, was über Medien möglich ist. An dieser Stelle finden die Ergebnisse der vorangegangenen Betrachtungen erneuten Anklang, indem analysiert wird, wie die unterschiedlichen Ergebnisse in Verbindung stehen und welche Einflüsse daraus auf das Sportsponsoring resultieren.

Die Analyse soll Unternehmen, welche Kampfsport als Sponsoringpartner in Betracht ziehen, ein tieferes Verständnis für die Besonderheiten der Veranstaltungen geben. Darunter fallen auch potenzielle Probleme und Perspektiven, welche die Sponsoringwirkung schmälern oder gegebenenfalls negativ beeinflussen können. Auf der Grundlage dieser Analyse soll geklärt werden inwiefern sich Kampfsportveranstaltungen des MMAs und stellvertretend der UFC für Sportsponsoringaktivitäten eignen bzw. welche Potenziale MMA-Veranstaltungen insbesondere Veranstaltungen der UFC für Sportsponsoringaktivitäten von Unternehmen bieten. Die Analyse bildet einen Kontext und Rahmen, an welchen sich Unternehmen orientieren können und Informationen gewinnen können, um das Sponsoringvorhaben abzuwägen. Es wird ein umfassendes Verständnis entwickelt, welche Perspektiven diese Veranstaltungen im Hinblick auf Sportsponsoringwirkungen mit sich bringen.

3.2 Auswirkungen der Zielgruppencharakteristik der UFC und des MMAs auf das Sportsponsoring

Die Zielgruppe eines potenziellen Sponsoringspartners, in diesem Fall die Zielgruppe von MMA-Veranstaltungen bzw. der UFC, spielen eine entscheidende Rolle bei der Auswahl von Sponsoringpartnern und haben eine hohe Wirkung auf die gewünschten Erfolge eines Sportsponsoringengagements. Für die Selektion des Sponsoringpartners ist die Zielgruppenaffinität entscheidend (Bruhn, 2018). Die Besonderheiten der Zielgruppe bezogen auf das Involvement, die Fan-Identifikation und die Motive für den Konsum haben ebenfalls Einfluss auf die Sportsponsoringwirkung (Walzel & Schubert, 2018). Aus diesem Grund wird im Folgenden zunächst die allgemeine Zusammensetzung der Zielgruppe analysiert, indem die Ergebnisse aus verschiedenen Studien miteinander verglichen werden[7]. Es werden die Motive der Zuschauer für den Konsum des Sports und die Besonderheiten der Zielgruppen ausführlich analysiert und erläutert. Im Anschluss werden die Ergebnisse in den Kontext der Sportsponsoringwirkungen gesetzt und erste Schlussfolgerungen aufgestellt.

Das Publikum von MMA-Veranstaltungen lässt sich im Allgemeinen in zwei unterschiedliche Gruppen aufteilen. Auf der einen Seite befinden sich involvierte und identifizierte Fans, welche sich mit dem Sport auskennen und MMA oder Kampfsport häufig selbst als Sportler nachgehen.

---

[7] Die Darstellung der Verteilung der Zielgruppen bezieht sich lediglich auf die Teilnehmer an Studien der Veranstaltungen und ist keine vollständige Erhebung der gesamten Zielgruppe. Für meine Arbeit ist jedoch primär die Zusammensetzung der Zielgruppe von Interesse, welche hinreichend analysiert wird.

Auf der anderen Seite befinden sich Zuschauer, welche gelegentlich MMA-Veranstaltungen verfolgen und weniger affin mit dem Sport sind (Brett, 2017; Nieland & Vogt, 2018).

Unterschiedliche Studien halten fest, dass zwar der größere Teil der Besucher von MMA-Veranstaltungen männlich ist, jedoch nimmt der Anteil an Frauen zu (Andrew, Kim, O´Neil, Greenwell & James, 2009; Kim et al., 2008; MacIntosh & Crow, 2010). Brown, Devlin und Billings (2013) kennzeichnen darüber hinaus zwei Gruppen als besonders hochidentifizierte Fans. Dazu gehören auf der einen Seite Zuschauer zwischen 18 bis 24 Jahren und auf der anderen Seite Personen, welche älter als 34 sind. Brown et al. (2013) erklären die zweite Altersgruppe damit, dass diese Fans möglicherweise seit dem Beginn der UFC Fans sind. An dieser Stelle ist festzuhalten, dass die angegebenen demografischen Daten zwar repräsentativ für die untersuchten Veranstaltungen (Andrew et al., 2009; Kim et al., 2008; MacIntosh & Crow, 2010) sind, allerdings nicht aktuell genug sind, um daraus Schlussfolgerungen zu ziehen. Durch das Wachstum der UFC in den vergangenen Jahren können sich möglicherweise Zuschauerzusammensetzungen geändert haben. Aus diesem Grund konzentriert sich meine Analyse stärker auf die Motive für den Konsum und die Auswirkungen der Fan-Identifikation auf die Sportsponsoringperspektive, da diese aus unterschiedlichen Perspektiven betrachtet werden und daher auch bei einer Veränderung der Zuschauerzusammensetzung gültig sein können.

Unterschiedliche Studien haben die Motive der Zuschauer für den Konsum von MMA analysiert. Dabei wurden sowohl Motive von MMA Zuschauern auf Amateurebene untersucht (Kim et al., 2008; MacIntosh & Crow, 2010; Zembura & Żyśko, 2015), als auch die Motive von Fans professioneller Veranstaltungen, wie beispielsweise der UFC (Andrew et al., 2009; Tainsky et al., 2012). Die Motive für den Konsum von MMA lassen sich einerseits aus den Unterschieden zwischen Frauen und Männern, andererseits aus Sicht der identifizierten Fans und aus Sicht der Gelegenheitszuschauer analysieren. Zembura und Żyśko (2015) stellen heraus, dass Drama, Technik der Kämpfer und die Erfahrung als Zuschauer die wichtigsten Motive für Zuschauer sind. Darüber hinaus stellt sich in dieser Studie heraus, dass der Faktor der Gewaltdarstellung für Männer einer der wichtigsten Faktoren ist und für Frauen unbedeutend ist. Diese Studie wurde in Polen durchgeführt und daher ist auf mögliche Unterscheidungen aus kulturellen Gründen zu ähnlichen Studien aus den USA hinzuweisen, jedoch schließen sich die Ergebnisse von Andrew et al. (2009), Brown et al. (2013), Kim et al. (2008) und MacIntosh und Crow (2010) diesen Ergebnissen an. Allerdings stellt keine Studie aus den Vereinigten Staaten fest, dass Gewalt der entscheidende Anziehungsfaktor ist, weshalb dieser im Folgenden zu vernachlässigen ist. Kim et al. (2008) analysierten die Motive von Zuschauern auf lokalen MMA-Veranstaltungen und stellen heraus, dass neben Drama, Technik und Zuschauererfahrungen, ebenfalls das allgemeine Interesse am Sport sowie der Nationalstolz Motive sind. Die analysierten Veranstaltungen fanden alle in den USA statt. Dort ist Nationalstolz ein einflussreicher Faktor auf die Meinungen der Bevölkerung (Sorek

& White, 2016), weshalb der Faktor des Nationalstolzes für meine Analyse eine untergeordnete Rolle spielt, aufgrund seines wahrscheinlich kulturellen Ursprungs.

Neben der Differenzierung zwischen Motiven der männlichen Zuschauer und der weiblichen Zuschauerinnen, wird zwischen den Motiven von hochidentifizierten MMA-Fans und normalen Zuschauern, welche weniger in den Sport involviert sind, unterschieden (Andrew et al., 2009; Brown et al., 2013; Kim et al., 2008; MacIntosh & Crow, 2010). Die Ergebnisse der vier Studien offenbaren, dass hochidentifizierte Fans besonders an der Strategie und der Ästhetik der Kämpfer Interesse haben, wohingegen weniger involvierte Fans durch das Spektakel angezogen werden (Brett, 2017). Die Ergebnisse der Studien halten fest, dass Drama, Spektakel, Publikumserlebnis, Technik der Kämpfer und das Interesse am Sport die Hauptmotive für den Zuschauer von MMA-Veranstaltungen ist. Darüber hinaus ist festzuhalten, dass es geschlechterspezifische und identifikationsspezifische Unterschiede gibt.

Gerade lokale MMA-Veranstaltungen werden hauptsächlich von hochidentifizierten Fans besucht (Andrew et al., 2009; MacIntosh & Crow, 2010), wohingegen große Veranstaltungen der UFC ebenfalls das Interesse weniger involvierter Zuschauer wecken (Brown et al., 2013). Bezüglich der Identifikation von MMA-Veranstaltungen existieren ebenfalls geschlechterspezifische Unterschiede. Frauen identifizieren sich eher mit einzelnen Kämpfern, wohingegen Männer eine höhere Identifikation mit der Sportart selbst haben (Brown et al., 2013). Allerdings stellen Reams, Eddy und Cork (2015) heraus, dass Kämpfer als eigene Marke angesehen werden und nicht als direkter Teil der Marke UFC. Devlin et al. (2013) belegen mit ihrer Studie die Ergebnisse der Arbeiten von Cornwell et al. (2005) und Meenagahn (2001). Sie stellen fest, dass der Grad der Fan-Identifikation einen positiven Einfluss auf die Kenntnis der Fans über kongruente Sponsorenmarken und ihre Einstellung gegenüber diesen hat (Devlin et al., 2013). Darüber hinaus stellen sie heraus, dass kongruente Sponsoren von hochidentifizierten Fans bevorzugt werden und nicht kongruente Sponsoren von weniger identifizierten Fans bevorzugt werden. Hochkongruente Marken benötigen jedoch lediglich eine geringe Sponsorenbeteiligung auf den Veranstaltungen der UFC, da hochidentifizierte Fans diese Marken häufiger erkennen und sich daran erinnern. Diese Ergebnisse decken sich mit den Aussagen von (Gwinner & Swanson, 2003) und erscheinen daher durchaus plausibel.

Festzuhalten ist, dass die MMA-Veranstaltungen sowohl von hochidentifizierten Fans als auch von weniger identifizierten Zuschauern besucht werden, da diese die Veranstaltungen aus Interesse am Sport verfolgen (MacIntosh & Crow, 2010). Vor allem Amateur Veranstaltungen werden von hochidentifizierten Fans besucht. Die Ergebnisse der Studien stimmen überein, dass hochidentifizierte Fans eine positivere Einstellung zu kongruenten Sponsoren haben und mehr über diese Sponsoren wissen und sie eher die Sponsorenlogos wahrnehmen (Brown et al., 2013; Devlin & Billings, 2018; Devlin et al., 2013). Die Wahrnehmung und Einstellung gegenüber Sponsoren sind kognitive und affektive Wirkungen des Sportsponsorings (vgl. Kap. 2.1.2). Anhand der beschriebenen Wirkungskette von Bruhn (2018) kann es daher sein, dass hochidentifizierte Fans eine höhere Kaufabsicht gegenüber Sponsorenprodukten haben. Brown et al. (2013), Devlin et al. (2013), Devlin und Billings (2018), sowie Hickman (2015) kommen auf ähnliche Ergebnisse. Allerdings untersuchen diese vier Arbeiten lediglich die Kaufabsichten und nicht das tatsächliche Kaufverhalten. Zaharia et al. (2016) stellen heraus, dass die Einflüsse der Markenbekanntheit, der Einstellung zur Marke und der Sponsorenkongruenz einen zweifelhaften direkten Einfluss auf das tatsächliche Kaufverhalten haben. Daher wird darauf geschlossen, dass die Kaufentscheidung kein geeignetes Messinstrument für den Erfolg des Sponsorings ist. Unternehmen verfolgen letztlich als Hauptziele die Erhöhung des Bekanntheitsgrads und den positiven Imagetransfer (Hermanns & Marwitz, 2008). Letztlich lassen sich über die Wirkungskette wahrscheinlich im zeitlichen Ablauf konative Ziele, zu denen unter anderem das tatsächliche Kaufverhalten zählt, erreichen. Diese mögliche Auswirkung spielt im Falle meiner Arbeit keine zentrale Rolle, da Kapitel 3.3 den Imagetransfer behandeln. Kapitel 3.4 setzt sich mit den Auswirkungen der Besonderheiten der UFC bzw. des MMAs in Bezug auf Wahrnehmung- und Wirkungsprobleme und Potenziale auseinander. Die Arbeit setzt sich zentral mit den affektiven und kognitiven Wirkungsvoraussetzungen auseinander.

Die Ergebnisse deuten darauf hin, dass Sponsoringaktivitäten neben der männlichen Zielgruppe auch vermehrt an Frauen gerichtet sein sollten, da diese einen signifikanten Teil der Zuschauergruppe ausmachen (MacIntosh & Crow, 2010). Die Studien, welche sich mit der Zuschauerzusammensetzung auseinandergesetzt haben können aufgrund ihrer nicht vorhandenen zeitlichen Aktualität Gültigkeit verloren haben. Neben der möglichen Veränderung der Zuschauerzusammensetzungen ist es ungeklärt, ob weibliche Zuschauer aus eigener Motivation die Veranstaltungen besuchen und den Sport verfolgen oder ob sie lediglich ihren Männern Begleitung leisten. In diesem Fall ist wiederum von einem niedrigen Involvement auszugehen, welches sich negativ auf die Sponsoringwirkung auswirkt (Walzel & Schubert, 2018). Frauen identifizieren sich eher mit einzelnen Kämpfern (Brown et al., 2013), weshalb Markenplatzierungen auf der Kleidung der Kämpfer Potenziale bieten würde. Allerdings hat sich, im Fall der UFC Reebok seit 2015 eine Alleinstellung auf der Kleidung der Kämpfer gesichert (Reams et al., 2015), weshalb dieses Potenzial für die UFC wegfällt. Für kleinere lokale Veranstaltungen bietet sich das Potenzial an, jedoch sind die Zuschauer auf diesen Veranstaltungen mehr mit dem Sport identifiziert als den einzelnen Kämpfern (MacIntosh & Crow, 2010), weshalb es plausibel erscheint, dass auf den kleineren Veranstaltung die Platzierung des Sponsorenlogos auf der Kleidung der Kämpfer nicht dieselben Potenziale, bezogen auf die Sponsoringwirkung, bietet wie es in der UFC der Fall wäre

Aufgrund dieser Feststellungen lassen sich Sponsoringbotschaften lediglich im und am Oktagon und im Umfeld in der Arena im direkten Veranstaltungssponsoring platzieren und sind aus Wirkungsgründen wahrscheinlich besser an Männer als an Frauen gerichtet. Im Oktagon haben potenzielle Sponsoren allerdings keine Alleinstellung, wie Reebok auf der Kleidung der Athleten. Diese Alleinstellung ist jedoch ein Einfluss, welcher die Sponsoringwirkung positiv beeinflussen kann (Hermanns & Marwitz, 2008). Anbetracht dessen und der Feststellung, dass sich hochidentifizierte Männer eher mit der Veranstaltung und dem Sport selbst identifizieren (Brown et al., 2013) könnte es effektiver sein, wenn sich Sponsorenmarken, deren Zielgruppe sich mit den männlichen Zuschauern der MMA-Veranstaltungen bzw. der UFC überschneiden, im Oktagon und im Umfeld platzieren. Die Ergebnisse werden im späteren Verlauf der Arbeit noch einmal aufgegriffen. Dahingegen könnte es sinnvoll sein, wenn Sponsoren, welche die hochidentifizierten Fans des MMAs als Zielgruppe haben, bei kleineren MMA-Veranstaltungen als Sponsoringpartner aktiv werden.

3.3 Auswirkungen des Images der UFC und des MMAs auf das Sportsponsoring

Im theoretischen Hintergrund wurde auf unterschiedliche Einflussfaktoren auf die Wirkung des Sportsponsorings eingegangen (vgl. Kap. 2.1.3), dabei wurde herausgestellt, dass der wahrgenommene Sponsoring-Fit einen erheblichen Einfluss auf die Sponsoringwirkung hat (Alonso-Dos-Santos et al., 2016; Khuong & Chau, 2017; Olsen & Thjømøe, 2011; Park & Sihombing, 2019; Speed & Thompson, 2000; Tomalieh, 2016; Woisetschläger et al., 2009; Zaharia et al., 2016). Die Kongruenz setzt sich zum großen Teil aus der Imageähnlichkeit, der Zuschauerähnlichkeit und der Produktähnlichkeit zusammen (Walzel & Schubert, 2018). Die Zuschauerzusammensetzung und die Besonderheiten der Zuschauer, sowie dessen Auswirkungen auf die Sportsponsoringpotenziale von MMA-Veranstaltungen insbesondere denen der UFC wurden analysiert. Im nächsten Schritt wird das wahrgenommene Image des MMA Sport bzw. stellvertretend der UFC beleuchtet und dessen Bedeutung für potenzielle Sponsoren aufgegriffen und im Kontext analysiert.

Das wahrgenommene Image des MMAs bzw. stellvertretend durch die UFC unterlag seit den frühen Vergleichswettkämpfen (Brett, 2017) in den 1990er Jahren einem Imagewandel von der ursprünglichen Mentalität, den Kampf so real wie möglich darzustellen hin zur Professionalität (Staack, 2019). So real wie möglich bedeutet in diesem Fall ein Minimalmaß an Regeln (Bottenburg & Heilborn, 2006). Dieser Imagewandel resultiert aus den Regeländerungen, welche aufgrund des öffentlichen Drucks eingeführt wurden (Bottenburg & Heilborn, 2006) und den Sport gleichzeitig attraktiver für den Zuschauer gestaltete, da dessen Meinungen bezogen auf reale

Kampfsituationen durch Filme geprägt wurden (Bolelli, 2014)[8]. Allerdings bemüht sich die UFC nach wie vor den Veranstaltungen das Image moderner Gladiatorenkämpfe zu verleihen (Staack, 2019) und Gewalt selbst stellt einen bedeutenden Teil der Unterhaltungskultur dar (Andreasson & Johansson, 2019).

Das wahrgenommene Image der heutigen Erscheinungsform der UFC lässt sich, ähnlich zu den Motiven der Zuschauer, aus unterschiedlichen Perspektiven betrachten. Stenius (2014) unterscheidet zwischen Personen, welche mit dem Sport im Kontakt stehen und Personen, welche nicht im direkten Kontakt zum Sport stehen[9]. Dahingegen unterscheiden García und Malcolm (2010) zwischen Imagewahrnehmungen von MMA-involvierten Zuschauern und Zuschauern, welche nicht in den Sport oder Kampfsport im Allgemeinen involviert sind. Darüber hinaus stellen García und Malcolm (2010) im Gegensatz zu Stenius (2014) die Ansichten von Kritikern und der allgemeinen Öffentlichkeit heraus. Die einzige empirische Studie basierend auf Fragebögen, welche sich mit dem wahrgenommenen Image der UFC beschäftigt, teilt die Ansichten von Fans des Sports und Personen, welche keine Fans sind (Reese, 2015). Die Ergebnisse von Stenius (2014) basieren auf einer Feldforschung in MMA-Studios und der Analyse von unterschiedlichen Berichten. García und Malcolm (2010) stellen ihre Ergebnisse aus einer theoretischen Analyse heraus auf.

Alle drei Arbeiten erfassen jedoch ähnliche Ergebnisse. Stenius (2014) stellt fest, dass die Personen, welche nicht in den Sport involviert sind, dem Sport ein chaotisches, gewalttätiges und gefährliches Spektakel als Image zuschreiben. Dahingegen sehen Sport in den Sport involvierte Personen die Umgebung des Kampfes im MMA als sichere Umgebung an und schreiben der Gewalt eine ästhetische Form zu. Die allgemeine Sicht auf das Image der UFC sieht diese Organisation als gewalttätig an (García & Malcolm, 2010). Diese Imagewahrnehmung basiert primär auf den Darstellungen der Kämpfe, welche sich auszeichnen durch unterschiedliche Techniken, Schläge am Boden und dünnere Handschuhe als im Boxsport, welche primär dazu dienen die Hände des Angreifers zu schützen, als den Körper des Verteidigers (Buse, 2006). Reese (2015) stellt als Ergebnis heraus, dass das wahrgenommene Image der UFC stark mit Werten wie Stärke, Unbeugsamkeit, Aufregung und Zähigkeit assoziiert wird. Ehrlichkeit, Fröhlichkeit, Familienorientierung, Gesundheit und Bodenständigkeit sind Werte mit der geringsten Assoziation. Um die Einzigartigkeit dieser Imagewerte zu unterstreichen ist zu erwähnen, dass die gängigste

---

[8] Die UFC hat ihre Regeln geändert, damit der Kampf nach den Vorstellungen der Zuschauer der Realität näherkommt. Diese Realität basiert auf Bildern und Eindrücken aus Kampfsportfilmen und deren Choreografien (Bolelli, 2014).

[9] Die Daten entstanden durch Experteninterviews mit MMA Athleten auf der einen Seite und auf der anderen Seite durch eine Analyse medizinischer Expertenmeinungen, welche die öffentliche Meinung repräsentierten (Stenius, 2014).

gesponsorte Sportart Fußball (Hermanns & Marwitz, 2008) primär mit Imagewerten wie Spannung, Spaß und Teamgeist beschrieben wird (Bruhn, 2018). Diese einzigartigen Imagemerkmale bieten Unternehmen das Potenzial als Sponsor aktiv zu werden, wenn sie einen Imagetransfer in diese Richtung anstreben.

Die Herausstellung des wahrgenommenen Images der UFC stellt eine essenzielle Grundlage für die Selektion und die daraus resultierende Wirkung des Sportsponsorings dar (Deane et al., 2003). Primär sollten sich auf Grundlage dieser Erkenntnisse Sponsoren an die UFC binden, welche sich einerseits dieselben Imageattribute für die Assoziation ihrer eigenen Marke wünschen und andererseits deren Marke nicht mit Imagewerte wie Gesundheit und Familienorientierung behaftet ist. Eine positive Kongruenz, welche sich unter anderem aus der Imageähnlichkeit zusammensetzt, die Einstellung des Rezipienten zum Sponsor positiv (Park & Sihombong, 2019) und damit letztlich auch die Kaufabsicht (Khuong & Chau, 2017; Tomalieh, 2016). Bei unpassender Imageaffinität kann das Sponsoring als unglaubwürdig empfunden werden und die Einstellung zum Sponsor negativ beeinflussen (Biscaia, Correia, Rosado, Ross & Maroco, 2013).

Im nächsten Schritt werden die Besonderheiten der UFC stellvertretend für MMA analysiert, mit Hinblick auf Sportsponsoringpotenziale, analysiert. Anschließend werden die Ergebnisse und Erkenntnisse in der Diskussion zusammengeführt, um einen Rahmen der Potenziale und Perspektiven, aber auch möglichen Problemen darzustellen.

3.4 Auswirkungen von Besonderheiten des MMAs und der UFC auf das Sportsponsoring

MMA als Sport und die UFC stellvertretend als derzeit größte Organisation des Sports (Robbins & Zemanek, 2017) bringen unterschiedliche Besonderheiten mit sich, welche sich auch auf Sponsoringerfolge auswirken können. Im Folgenden werden zunächst die Besonderheiten der Nachfrage der UFC und die damit verbundene Reichweite analysiert und in den Kontext des Sportsponsorings gestellt und anschließend der Fokus auf die Analyse der Besonderheiten der einzelnen Kämpfe gelegt und deren Einflüsse auf die Sportsponsoringwirkung.

Die Reichweite einer Veranstaltung ist entscheidend dafür, wie viele Personen mit einer Sponsoringbotschaft in Kontakt kommen, sowohl als Mediennutzer als auch als Zuschauer vor Ort (Hermanns & Marwitz, 2008). Die UFC als Organisation mit ihren Veranstaltungen bringt einige Besonderheiten und Problematiken bezüglich der Sportsponsoringperspektive mit sich. Anders als im Fußball, in welchem die Fans eine hohe Bindung zum Verein haben und die Spiele deshalb verfolgen (Porat, 2010), wird die Nachfrage nach der UFC durch andere Faktoren bestimmt. Die

Reichweite der Veranstaltungen der UFC wird in den Studien primär über die PPV-Käufe[10] gemessen (Tainsky et al., 2012).

In den USA ist die Nachfrage nach der UFC mittlerweile höher als die Nachfrage nach dem Profiboxen (Tainsky et al., 2012). Dies lässt sich durch unterschiedliche Faktoren herleiten. Im Gegensatz zum Boxen gibt es nur einen Titelträger. Im Boxen gibt es mehrere offizielle Weltmeister, welche die Weltmeister unterschiedlicher Verbände sind (Tainsky et al., 2012). Da die UFC als führende Organisation angesehen wird (Robbins & Zemanek, 2017), gilt der Titelträger einer Gewichtsklasse als bester seiner Gewichtsklasse und damit als unangefochtener Sieger (Tainsky et al., 2012). Die erhöhte Nachfrage nach MMA im Gegensatz zum Boxen kann unter diesem Aspekt daran erklärt werden, dass Zuschauer des MMAs den Sport aufgrund des Dramas und des Spektakels verfolgen. Das Drama und das Spektakel werden bei Kämpfen, in welchen um einen einzigen Titel und damit um den Titel als alleinigen Champion gekämpft wird, eventuell als gesteigert angesehen. Ein weiterer Punkt, welcher die UFC bzw. MMA vom Profiboxen unterscheidet ist es, dass keine absichtlich schlechten Duelle ausgefochten werden, in welchen beide Boxer klare Differenzen in Bezug auf ihren Fähigkeiten aufweisen, um die Statistik eines Kämpfers zu verbessern. Die UFC sucht nach passenden Konkurrenten, daraus resultieren spannendere Kämpfe und ungewisse Ausgänge (Andrew et al., 2009). Dies sind Eigenschaften eines Kampfes, welche von MMA-Fans bevorzugt werden (Kim et al., 2008; Zembura & Żyśko, 2015). Die UFC hat jedoch bei den meisten Veranstaltungen keine ausverkauften Stadien, weshalb erfasst werden kann, dass die Reichweite bei direkten Zuschauern abnimmt. Allerdings trifft die UFC Vorkehrungen, um diese Problematik zu verringern. Zum einen verschenkt die UFC bei nicht ausverkauften Stadien Eintrittskarten (Watanabe, 2015). Zum anderen setzt die UFC lokale Kämpfer auf Veranstaltungen in Vorkämpfen ein, welche nicht in den Medien übertragen werden.[11] Dadurch sind Fans der lokalen Kämpfer gezwungen ins Stadion zu kommen (Tainsky, Salaga & Santos, 2013). An dieser Stelle ist festzuhalten, dass nicht klar ist ob sich bei den Personen, welche Tickets geschenkt bekommen um die in die Zielgruppe der UFC passende Personen handelt. Des Weiteren erhöht die höhere Technikvielfalt im MMA die Möglichkeiten an Angriffen und Verteidigungen und hat damit ein höheres Potenzial Kämpfe ungewiss ausgehen zu lassen, dadurch ist es denkbar, dass die UFC und MMA auch Fans von anderen Kampfsportarten anzieht, da diese Elemente aus ihren eigenen Sportarten wiederfinden.

---

[10] Tainsky et al. (2012) definieren die Nachfrage nach der UFC über PPV-Käufe, auf Grund der Quantität dieser Käufe schließt sich diese Arbeit der Ansicht an.

[11] Dennis Siver, ein ehemaliger deutscher Kämpfer der UFC, wurde in einem Event in Deutschland eingesetzt (McGowan & Mahon, 2015).

Studien stellen, neben der Abhebung zum Boxen, weitere Gründe für die Nachfrage nach PPV-Tickets auf (McGowan & Mahon, 2015; Robbins & Zemanek, 2017; Shapiro, Reams & Fung So, 2019; Tainsky et al., 2012, 2013). Der einflussreichste Faktor für die Nachfrage nach PPV-Tickets ist die Anziehungskraft, welche durch Stars der UFC ausgeübt wird (McGowan & Mahon, 2015; Robbins & Zemanek, 2017; Shapiro et al., 2019; Tainsky et al., 2012, 2013). Am Beispiel vom irischen UFC Kämpfer Conor McGregor wird deutlich, welchen Einfluss der Hauptkampf der Veranstaltung mit seinem Star bzw. Stars auf die PPV-Verkäufe hat (s. Tab. 1). Die Extreme der Nachfrage lassen sich verdeutlichen, wenn man bedenkt, dass die durchschnittliche UFC-Veranstaltung zwischen 2005 und 2016 498.000 PPV-Verkäufe für sich verzeichnen kann (Robbins & Zemanek, 2017).

Tab. 1. Auswirkung des Starfaktors auf die PPV-Käufe (angelehnt an Robbins & Zemanek, 2017, S.40).

Rang	UFC-Veranstaltung	Hauptkampf	PPV-Verkäufe
1	UFC 202	McGregor vs. Diaz 2	1.650.000
2	UFC 196	McGregor vs. Diaz	1.600.000
3	UFC 100	Lesnar vs. Mir	1.600.000
4	UFC 205	McGregor vs. Alvarez	1.300.000
5	UFC 194	McGregor vs. Aldo	1.200.000
6	UFC 200	Tale vs. Nunes	1.200.000
7	UFC 193	Rousey vs. Holm	1.100.000
8	UFC 207	Nunes vs. Rousey	1.100.000
9	UFC 116	Lesnar vs. Carwin	1.060.000
10	UFC 66	Liddell vs. Ortiz 2	1.050.000
11	UFC 168	Wiedman vs. Silva 2	1.025.000
12	UFC 91	Lesnar vs. Couture	1.010.000

Tainsky et al. (2013) stellen fest, dass die die Gewichtsklassen der Kämpfer einen Einfluss auf die PPV-Nachfrage haben. Die meisten Nachfragen haben Schwergewichts- Halbschwergewichts und Weltergewichtsduelle. Dessen schließen sich McGowan und Mahon (2015) und Tainsky et al. (2013) an. An dieser Stelle muss erwähnt werden, dass die Nachfrage nach den Gewichtsklassen wahrscheinlich auf die Anziehung der Stars zurückzuführen ist. Zwischen 2012 bis 2015 waren unter anderem die größten UFC-Stars Anderson Silva, Brock Lesner und George

St. Pierre, welche in den genannten Gewichtsklassen Kämpfer waren (McGowan & Mahon, 2015). Ein weiterer Punkt, welcher diese Vermutung unterstützt ist, dass die UFC die Veranstaltungen über den Hauptkampf und Co-Hauptkampf vermarkten (Robbins & Zemanek, 2017).

Die UFC besitzt nur eine begrenzte Anzahl an Kämpfern mit hohen Anziehungspotenzial. Robbins & Zemanek (2017) stellen fest, dass acht der meist nachgefragtesten Kämpfer für mehr als 60% der PPV-Käufe verantwortlich sind. Diese Kämpfer können jeweils nur wenige der Veranstaltungen pro Jahr decken, so nahm beispielsweise Conor McGregor maximal an drei Veranstaltungen pro Jahr teil (UFC, 2020b). Aktuell beschäftigt die UFC 651 Kämpfer (UFC, 2020a). 2019 veranstalte die UFC 42 Kampfnächte (UFC, 2020a). Die relativ geringe Anzahl an Stars verdeutlichen, dass die meisten der 42 Veranstaltungen nicht über das Starpotenzial, welches eine signifikante Grundvoraussetzung für die mediale Reichweite ist, verfügen.

Robbins und Zemanek (2017) stellen darüber hinaus fest, dass die Fähigkeit der Kämpfer ebenfalls Einfluss auf die PPV-Käufe hat, allerdings wird die Fähigkeit als notwendige Bedingung für die Nachfrage, nicht aber als hinreichende Bedingung für die PPV-Nachfrage angesehen. Daher ist auch die Fähigkeit der Stars nicht ausreichend, um deren Anziehungsfaktor zu erklären.

Da die Anziehungskraft einer der Haupttreiber für die Nachfrage nach PPV-Tickets ist können Rückschlüsse gezogen werden, welche von Bedeutung für das Sportsponsoring sind. Zunächst zeigt das Phänomen der Anziehungskraft der Stars, dass die UFC bei dem medialen Publikum abhängig von den Stars ist. Sollten der UFC Stars fehlen, dann leidet darunter die mediale Aufmerksamkeit der Veranstaltungen und damit wird die Quantität der potenziellen Kontaktpartner für die Sponsoringbotschaft verringert. Daraus resultiert wiederum eine Abnahme der Sponsoringwirkung, sowie der Sponsoringbotschaft, welche die Zuschauergruppe der weniger identifizierten Fans über die Medien erreicht. Es liegt nahe, dass stark identifizierte Fans die Veranstaltungen auch ohne anwesende Stars verfolgen, da sich diese eher mit dem Sport selbst identifizieren (Brett, 2017).

Eine weitere Besonderheit von MMA Kämpfen ist der Kampfverlauf selbst. Primär können die unterschiedlichen Positionen während eines Kampfes in Clinch-Situationen, Bodenkampf und Standkampf unterteilt werden (García & Malcolm, 2010). Der Zuschauer vor Ort, in den Veranstaltungsarenen, hat in allen dieser Situationen dieselbe Sicht auf die Geschehnisse. Allerdings verfolgt der größte Teil der Zuschauer die Kämpfe über mediale Kanäle. Das in den Medien übertragene Bild unterscheidet sich jedoch, im Punkt der Kameraperspektive, zwischen den drei Kampfsituationen. In Bodenkampfsituationen kommt vorrangig eine Kameraperspektive zum Einsatz, welche die beiden Kämpfer in sehr naher Aufnahme zeigt. Durch diese Kamerawinkel sind Sponsorenlogos nur schwer sichtbar und selten erkennbar. Dahingegen werden Kampfsituationen im Stand mit einem größeren Kamerawinkel aufgefangen. Dadurch lassen sich die Sponsorenlogos im Oktagon klar erkennen.

Einer der größten Stars der UFC ist der russische Kämpfer Khabib Nurmagomedov. In seinen aktuell 12 UFC Kämpfen, fanden die Kämpfe zu 56% in Bodenposition statt (UFC, 2020b). Es resultiert, dass bei einem der Kämpfer, welcher eine hohe PPV-Anziehungskraft hat,[12] 56% der Zeit die Sponsorenlogos nur sehr schlecht über Medien sichtbar sind. Vorher wurde geklärt, dass hochidentifizierte Zuschauer nur kurzen Kontakt zum Sponsorenlogo brauchen, da diese die Sponsoren meistens im Vorfeld kennen, während weniger identifizierte Zuschauer mehr Kontakt zum Sponsorenlogo brauchen, damit kognitive Prozesse im Rezipienten in Gang gesetzt werden können (Devlin et al., 2013). Zaharia et al. (2016) stellen heraus, dass eine Sponsoringaktivität, welche nicht über die Phase der Bewusstseinsbildung hinaus geht, keinen Einfluss auf die Einstellung zur Marke oder auf die Kaufabsichten der Rezipienten hat. Es lässt sich ableiten, dass sich möglicherweise die Sponsoringwirkung nicht entfalten kann, wenn die weniger identifizierten Fans lediglich geringe Kontaktzeiten zur Sponsoringbotschaft haben. Im Vergleich dazu fanden die bisherigen 12 UFC Kämpfe von Conor McGregor zu 77% im Stand statt, was bedeutet, dass abzüglich der Zeit im Clinch nur 13% der Zeit am Boden gekämpft wurde (UFC, 2020b). Es ist wahrscheinlich, dass Sponsoringbotschaften in Kämpfen von Conor McGregor über Medien besser wahrgenommen werden können als in Kämpfen von Khabib Nurmagomedov.

Wie bereits dargestellt haben die Kampfpositionen keinen Einfluss auf die Sicht der Rezipienten im Stadion und damit auf die Wahrnehmung des Logos des Sponsors. Aufgrund der hohen PPV-Käufe mit dem Erfolgsfaktor der Stars, kann darauf geschlossen werden, dass weniger involvierte Fans eher den Sport über Medien konsumieren. Diese Vermutung muss allerdings untersucht werden., Jedoch lässt sich die Theorie daran erklären, dass hochinvolvierte und hochidentifizierte Fans sich mit dem Sport selbst identifizieren, während sich weniger involvierte und identifizierte Fans mit einzelnen Sportlern identifizieren (Brett, 2017). Vergleicht man die PPV-Nachfrage Forschungen von McGowan und Mahon (2015) und Tainsky et al. (2012), welche den Starfaktor als entscheidenden Erfolgsfaktor herausstellen damit, dass sich hochidentifizierte Fans eher mit dem Sport identifizieren und weniger identifizierte Fans mit den einzelnen Sportlern (Brett, 2017), dann lassen sich einige Erkenntnisse ableiten. Es ist auf Grundlage dieser Ergebnisse denkbar, dass vor allem weniger involvierte und identifizierte Fans die Kämpfe über Medien verfolgen. Diese Zuschauergruppe benötigt nach Devlin et al. (2013) multiple Kontakte mit der Sponsoringbotschaft. Diesen multiplen Kontakten wird möglicherweise nicht ausreichend nachgekommen, wenn sich der Kampf des favorisierten Stars primär am Boden abspielt und die Kameraperspektive dadurch lediglich vereinzelt Sponsorenlogos abbildet. Zaharia et al. (2016) stellen heraus, dass

---

[12] Die UFC Veranstaltung mit den bisher höchsten PPV-Käufen, von ca. 2.400.000 PPV-Käufen, fand am 06.10.2018 statt. Im Hauptkampf standen sich Conor McGregor und Khabib Nurmagomedov entgegen (Meltzer, 2018).

eine Sponsoringaktivität, welche nicht über die Phase der Bewusstseinsbildung hinaus geht, keinen Einfluss auf die Einstellung zur Marke oder Kaufabsichten der Rezipienten hat. Daraus lässt sich ableiten, dass sich möglicherweise die Sponsoringwirkung nicht entfalten kann, wenn die weniger identifizierten Fans lediglich geringe Kontaktzeiten zur Sponsoringbotschaft haben. Wie in der von Bruhn beschriebenen Wirkungskette, werden damit affektive, konative und kognitive Wirkungen beeinflusst, wodurch die Erreichung der Ziele des Sportsponsorings möglicherweise negativ beeinflusst werden.

4 Diskussion

Im Rahmen der Analyse zeigte sich, dass MMA und die UFC unterschiedliche Potenziale und Perspektiven bezogen auf die Wirkung des Sportsponsorings bieten. Dabei bilden sich entscheidende Punkte durch die Analyse der Zielgruppe und deren Motivation, der Imagewerte und der Besonderheiten der UFC bzw. des MMAs heraus.

Die UFC und MMA bieten Sponsoren Imageattribute, welche in der Sportwelt relativ einzigartig sind. Dazu zählen Werte wie Stärke, Unbeugsamkeit, Aufregung und Standhaftigkeit (Reese, 2015). Vor allem Sponsoringbotschaften, welche an die männliche Kernzielgruppe der UFC bzw. des MMAs gerichtet sind, liegen einer Vielzahl positiver Wirkungsvoraussetzungen zu Grunde, dazu zählen unter anderem die hohen Fan-Identifikation (Brown et al., 2013), welche die Wirkung des Sportsponsorings begünstigt (Hickman, 2015). Gleichzeitig wird deutlich, dass Frauen zwar Potenzial für Sponsoringbotschaften mit sich bringen, diese aber fraglich sind, da nicht ausreichend geklärt ist, wie involviert und identifiziert Frauen sind und aus welchen Gründen sie den Sport verfolgen. Außerdem stellt sich heraus, dass Frauen sich eher mit den einzelnen Kämpfern identifizieren (Brown et al., 2013) und dieses Sponsoringmöglichkeit im Falle der UFC, durch das Sportsponsoring von Reebok, wegfällt.

Die Studien, welche Aussagen über die Zuschauerzusammensetzungen und deren Motive geben sind möglicherweise nicht mehr aktuell, jedoch ist es wahrscheinlich, dass sich lediglich die Verteilung in den unterschiedlichen Gruppen geändert hat, nicht aber deren Motive für den Konsum. Hochidentifzierte und MMA-involvierte Fans identifizieren sich mit dem Sport (Brett, 2017) und als primäre Motive lassen sich das Interesse an der Strategie und Ästhetik der Kämpfe klassifizieren. Diese Zuschauergruppe ist vermutlich für den größten Teil der Nachfrage nach Stadionplätzen für UFC bzw. MMA-Kämpfe verantwortlich. Auf der anderen Seite scheint es so als würde die UFC über die Medien vermehrt von wenig identifizierten und weniger MMA-involvierten Zuschauern konsumiert. Diese Vermutung lässt sich daraus ableiten, dass diese Zuschauergruppe aus Interesse am Spektakel (Brett, 2017) und Drama zuschaut (Andrew et al., 2009; Brown et al., 2013; Kim et al., 2008; MacIntosh & Crow, 2010; Zembura & Żyśko, 2015) und eher mit den einzelnen Kämpfern identifiziert sind (Brett, 2017). Diese Vorlieben bzw. Präferenzen dieser Zuschauergruppe sind mögliche Erklärungen für die signifikant höhere Nachfrage nach PPV-Tickets von UFC-Veranstaltungen mit Stars im Hauptkampf oder Co-Hauptkampf (Robbins & Zemanek, 2017). Es stellt sich heraus, dass der Starfaktor den größten Einfluss auf die PPV-Nachfrage hat (McGowan & Mahon, 2015; Tainsky et al., 2012).

Ein weiterer Aspekt mit hohem Einfluss auf die Wirkung des Sportsponsorings ist der Kampfverlauf selbst und die daraus resultierenden Kameraperspektiven, durch welche der Zuschauer über die Medien die Veranstaltungen verfolgt. Grundsätzlich würde dieser Aspekt nur eine untergeordnete Rolle spielen, wenn Medienzuschauer dieselben Motive und Identifikation wie Zuschauer in den Stadien nachweisen würden. Allerdings weisen die Ergebnisse von Andrew et al. (2009), Brett (2017), Brown et al. (2013), Kim et al. (2008), MacIntosh und Crow (2010) und Zembura und Żyśko (2015) darauf hin, dass wie bereits erklärt hochidentifizierte Zuschauer vermehrt im Stadion sind und weniger identifizierte Zuschauer vermehrt über Medien konsumieren. Die Ergebnisse von Devlin et al. (2013), stellen damit das Problem in der Wirkungsperspektive für das Sportsponsoring heraus. hochidentifizierte Fans brauchen weniger Kontakt zum Sponsor, damit sich Wirkungen im Rezipienten entfalten können. Weniger identifizierte Fans brauchen eine höhere Kontaktquantität. Daraus ist letztlich ableitbar, dass vermutlich Sponsoringwirkungen über Medien in Kämpfen, welche vermehrt am Boden stattfinden, weniger erfolgreich sind. Die Wahrnehmung der Sponsorenbotschaft ist die erste Stufe der Sponsoringwirkungen und somit die Voraussetzung für den Imagetransfer, die Änderung der Einstellungen zum Sponsoren und letztlich die Kaufabsicht (Bruhn, 2018).

Des Weiteren stellt sich heraus, dass die UFC und ihre Nachfrage an Stars gebunden ist (McGowan & Mahon, 2015). Sollte die UFC nicht mehr über eine ausreichende Menge an Stars verfügen, scheint es plausibel, dass die Nachfrage nach den Kämpfen stark nachlassen kann. Sponsoren sind grundsätzlich daran interessiert sich über einen längeren Zeitraum an den Gesponsorten zu binden (Walzel & Schubert, 2018). Diese Entscheidung wird durch den möglichen Nachlass an Stars, sowie den stark schwankenden PPV-Käufen nicht begünstigt.

Das Sponsoring von einzelnen Stars während eines Kampfes der UFC bietet eine Menge Potenzial da die weniger MMA-involvierte Fans, welche vermehrt über Medien zuschauen, sich eher mit den Kämpfern identifizieren (Brett, 2017). Dieses Potenzial wird jedoch aktuell in der UFC durch Reebok abgedeckt (Reams et al., 2015). Gerade auf Amateurveranstaltungen ist davon auszugehen, dass Zuschauer involvierter in den Sport sind und sich mit diesem verstärkt identifizieren, weshalb es auf diesen Veranstaltungen vielversprechend erscheint, Sponsoringbotschaften zu platzieren. Kleinere MMA Veranstaltungen bieten wahrscheinlich die Möglichkeit Sponsorenlogos auf der Kleidung der Athleten zu platzieren, allerdings besuchen diese Veranstaltung vermehrt hochidentifizierte Fans, weshalb dieses Potenzial weniger Sinn ergibt.

5 Limitation der Arbeit und weiterer Forschungsbedarf

Die zentrale Limitation dieser Arbeit ist, dass die ermittelten Einflüsse auf die Wirkungen des Sportsponsorings von Veranstaltungen der UFC bzw. des MMAs nicht eigenständig empirisch belegt wurden. Bezüglich des Images der UFC bzw. des MMAs und dessen Potenziale bezogen auf des Sportsponsoring zeigt sich ein eindeutiges Gesamtbild, da alle Studien ähnliche Ergebnisse nachweisen können (García & Malcolm, 2010; Reese, 2015; Stenius, 2014). Hier besteht daher kein erheblicher empirischer Forschungsbedarf. Sinnvoll ist es jedoch die Ergebnisse der Arbeiten nochmals im aktuellen zeitlichen Kontext zu überprüfen und Auswirkungen wie den Transfer von Imageattributen an konkreten Sponsoren der UFC zu untersuchen.

Außerdem wäre es sinnvoll die Sponsoringwirkung von spezifischen Sponsoren der UFC empirisch zu untersuchen, da basierend auf diesen Ergebnissen tiefere Einblicke in die Sportsponsoringperspektive der UFC ermöglicht werden könnten. Des Weiteren ist es sinnvoll den theoretisch erarbeiten Aspekt, dass die Sponsoringwirkung durch den Kampfverlauf beeinflusst wird empirisch zu untersuchen. Moderne Verfahren der Wirkungsforschung, wie das Verfahren der Blickregistrierung, könnten zum Einsatz kommen[13] (Hermanns & Marwitz, 2008), um ein tiefgreifendes und umfassendes Bild der Wahrnehmung der Sponsoren während UFC oder MMA Veranstaltungen zu untersuchen.

Sicherlich ist eine weitere Limitation der Arbeit das Problem, dass ein Großteil der Studien und Arbeiten zur UFC bzw. zum MMA aus den Jahren 2008 bis 2015 stammen. Die drei Veranstaltungen mit den höchsten PPV-Verkäufen fanden alle nach 2015 statt. Das kann ein Zeichen dafür sein, dass sich eventuell Zuschauermotive und Zusammensetzungen der Zuschauer geändert haben können und diese Veränderungen Auswirkungen auf die Nachfrage nach UFC-Veranstaltungen sind. Ebenfalls ist die Arbeit in ihre Aussage limitiert, da nur wenige Gesichtspunkte der UFC bzw. der MMA-Veranstaltungen mithilfe von empirischen Forschungen untersucht wurden. Dieser Aspekt zeigt besonders auf, dass die Forschung bezogen auf das Sportsponsoring in MMA-Veranstaltungen nach weiterer empirischer Forschung verlangt, damit auf Grundlage dessen bessere Aussagen getroffen werden können und Sponsoringpartnerschaften strategischer eingegangen werden können.

Es wäre vor allem interessant empirisch zu untersuchen, wie sich nationale Unterschiede auf die Wirkung von Sponsorenbotschaften der UFC auswirken. So könnten nationale Unterschiede, in

---

[13] Beim Verfahren der Blickregistrierung wird mit speziellen Geräten der Blickverlauf des Zuschauers analysiert, dadurch lässt sich genau feststellen wie lange und wie oft die Testperson bestimmte Bildpunkte, wie etwa ein Sponsorenlogo, beobachtet hat (Hermanns & Marwitz, 2008).

der Wahrnehmung der Sportsponsoringbotschaft, herausgestellt werden. Da die UFC globale Zuschauer für sich verzeichnen kann, könnten dadurch wertvolle Einblicke in nationale Unterschiede geliefert werden.

Des Weiteren wäre es sicherlich sinnvoll konkrete Sponsoren der UFC oder andere MMA-Veranstaltungen langfristig zu untersuchen, damit sich so ein klares Bild darüber ergibt, welche Potenziale diese Veranstaltungen als Sponsoringperspektive mit sich bringen.

Außerdem benötigt die Erforschung der Sponsoringperspektiven der UFC und des MMAs aktuelle demografische Daten und eine präzise Zusammensetzung der Zuschauergruppe. Mithilfe dieser präzisen Daten können weitreichendere Erkenntnisse gewonnen werden.

6 Praxisimplikationen

Die Ergebnisse dieser Arbeit können von Unternehmen genutzt werden, welche die spezifische Zuschauergruppe der UFC bzw. des MMAs als Zielgruppe haben und darüber hinaus ähnliche Imagewerte besitzen bzw. die herausgestellten Imagewerte wie Stärke, Unbeugsamkeit und Aufregung auf ihr eigenes Image transferieren möchten. Sie bietet Unternehmen erste Möglichkeiten die Perspektiven und Potentiale von MMA-Veranstaltungen eingehend zu verstehen und darauf basierend abzuwägen, inwiefern diese Veranstaltungen für die eigenen Sportsponsoringaktivitäten in Frage kommen. Diese Potenziale und Perspektiven werden sowohl im theoretischen Aspekt, über die Wirkungsdeterminanten des Sportsponsorings von MMA-Veranstaltungen als auch über konkrete praktische Aspekte, wie dem Vergleich von unterschiedlichen Sponsoringmöglichkeiten herausgestellt.

Die Analyse stellt mit Blick auf die Motive und Zuschauerzusammensetzung heraus, dass aufgrund der Zuschaueridentifikation und der geschlechterspezifischen Interessen es vor allem vielversprechend scheint die hochidentifizierte männliche Zielgruppe im Stadion anzusprechen. Diese Zielgruppe ist auf der einen Seite stark mit dem Sport identifiziert und involviert und auf der anderen Seite können diese Zuschauer in den Stadien der Veranstaltung die Sponsoringbotschaft wahrscheinlich dauerhaft wahrnehmen. Allerdings beruht diese Annahme auf möglicherweise zeitlich nicht mehr aktuellen Daten. In Anbetracht dessen, dass Unternehmen die Alleinstellung als Sponsor bzw. eine Situation mit wenigen mit Sponsoren suchen (Bruhn, 2018) scheint es sinnvoll zu sein neue MMA-Veranstaltungen genauer zu betrachten und diese frühzeitig als Sponsoringpartner ans sich zu binden. Durch diese frühzeitige Bindung kann es Sponsoren gelingen eine Alleinstellung zu erlangen, ähnlich der Alleinstellung von Reebok als Sponsor der einzelnen Kämpfer der UFC. Allerdings sollten Unternehmen, welche als Zielgruppe die Medienzuschauer der UFC bzw. des MMAs ansprechen wollen, die Perspektiven und mögliche Wirkungsprobleme abwägen.

Um einen letzten Bezug zur Kongruenz herzustellen, scheint es nach der Analyse sinnvoll, dass produktaffine und imageaffine Sponsoren mit einem männlichen Publikum ihre Sponsorenlogos im Oktagon platzieren. So werden Fans im Stadion angesprochen als auch Zuschauer über mediale Kanäle. Wie in der Analyse herausgestellt kann die Wirkung der Sponsoringbotschaft über mediale Kanäle durch Bodenkampfsituationen negativ beeinflusst werden. Auf der anderen Seite bieten gerade Events mit großen Stars, welche vorwiegend Kämpfe im Stand bestreiten große Wirkungspotenziale bezogen auf das Sportsponsoringbotschaft.

7 Fazit

Das Ziel der Arbeit war es zu analysieren welche Potenziale MMA-Veranstaltungen insbesondere Veranstaltungen der UFC für Sportsponsoringaktivitäten von Unternehmen bieten. Dadurch sollten Orientierungspunkte und eine klare Übersicht entsteht, welche Potenziale und Perspektiven Veranstaltungen der UFC und des MMAs bieten. Darüber hinaus sollte aufgezeigt werden, inwiefern bestimmte Aspekte der Veranstaltungen negativ auf die Sponsoringmöglichkeit wirken und welche Probleme bezogen auf die Wirkungen des Sponsorings entstehen können. Diese Fragestellung wurde durch eine theoretisch-konzeptionelle Arbeit analysiert und eine Beantwortung bzw. Ergebnis ausgearbeitet. Es wurde analysiert welche Auswirkungen die Zielgruppencharakteristik, das Image und die Besonderheiten des MMAs und der UFC bezogen auf das Sportsponsoring haben.

Durch die Analyse der Arbeit stellen sich einige Aspekte heraus, welche von Bedeutung für die Thematik und die Beantwortung der Fragestellung sind. Die allgemeine Herausstellung von Imagewerten und Motiven der Zuschauer, sowie der Charakteristik der Zuschauer zeigt auf, dass Sponsoringpotenziale vor allem für die hochidentifizierten Fans vorliegen. An dieser Stelle muss noch einmal erwähnt werden, dass die Ergebnisse in Abhängigkeit zur Zielgruppenzusammensetzung zu sehen ist. Diese Zusammensetzung der Zielgruppe ist zeitlich jedoch nicht mehr aktuell und es bedarf weiterer Forschung.

Darüber hinaus stellte sich heraus, dass die Anziehungskraft der Stars ein entscheidender Punkt für die Nachfrage nach der UFC und die damit verbundene Reichweite der potenziellen Sponsoringbotschaft ist. Dieser Starfaktor bietet auf der einen Seite erhebliches Potenzial für Sponsoringbotschaften, da sich die Zuschauerzahlen erheblich erhöhen unter der Beeinflussung von Stars, zum anderen stellen die individuellen Kampfpräferenzen der Stars Probleme dar. Kämpfer, welche vorrangig am Boden kämpfen beeinflussen die mögliche Wahrnehmungszeit der Sponsorenlogos negativ. Auf der anderen Seite bieten Kämpfe in Standpositionen eine bessere Ausgangssituation für die Wahrnehmung von Sponsorenlogos. Auf Grundlage dieser Arbeit können empirische Forschungen aufbauen, welche sich die Wahrnehmung der Sponsorenlogos in unterschiedlichen Kampfverläufen untersuchen.

Fazit

Die Arbeit liefert Unternehmen erste umfassende Einblicke in die Wirkungspotenziale und Wirkungsprobleme von Sponsoringaktivitäten der UFC und des MMAs.

8 Literaturverzeichnis

Adjouri, N. & Stastny, P. (2015). *Sport-Branding. Mit Sport-Sponsoring zum Markenerfolg* (2., Auflage). Wiesbaden: Gabler.

Alonso-Dos-Santos, M., Vveinhardt, J., Calabuig, F. & Montoro, F. (2016). Involvement and image transfer in sports sponsorship. *Engineering Economics, 27* (1), 78-89.

Andreasson, J. & Johansson, T. (2019). Negotiating violence: Mixed martial arts as a spectacle and sport. *Sport in Society, 22* (7), 1183-1197.

Andrew, D. P. S., Kim, S., O´Neal, N., Greenwell, T. C. & James, J. D. (2009). The Relationship Between Spectator Motivations and Media and Merchandise Consumption at a Professional Mixed Martial Arts Event. *Sport Marketing Quarterly, 18,* 199-209.

Bagusat, A. (2008). Theoretische Grundlagen zum Management des Sponsoring. In A. Bagusat, C. Marwitz & M. Vogl (Hrsg*.), Handbuch Sponsoring. Erfolgreiche Marketing- und Markenkommunikation* (S. 53-68). Berlin: Erich Schmidt Verlag.

Bagusat, A. (2017). *Sponsoring Trends 2016.* Zugriff am 20. Juni 2020 unter https://www.ostfalia.de/cms/de/ispm/.content/documents/Sponsoringtrends/Berichtsband_Sponsoring_Trends_2016.pdf.

Biscaia, R., Correia, A., Rosado, A. F., Ross, S. D. & Maroco, J. (2013). Sport Sponsorship: The Relationship Between Team Loyalty, Sponsorship Awareness, Attitude Toward the Sponsor, and Purchase Intentions. *Journal of Sport Management, 27,* 288-302.

Bolelli, D. (2014) How Gladiatorial Movies and Martial Arts Cinema Influenced the Development of The Ultimate Fighting Championship. *JOMEC Journal, 5,* 1-15.

Brett, G. (2017). Reframing the ‚Violence' of Mixed Martial Arts: The ‚Art' of the fight. *Poetics, 62,* 15-28.

Brown, N. A., Devlin, M. B. & Billings, A. C. (2013). Fan Identification Gone Extreme: Sports Communication Variables Between Fans and Sport in the Ultimate Fighting Championship. *International Journal of Sport Communication, 6,* 19-32.

Bruhn, M. (2018). *Sponsoring. Systematische Planung und integrativer Einsatz* (6., Auflage). Wiesbaden: Gabler.

Buse, G. J. (2006). No holds barred sport fighting: a 10 year review of mixed martial arts competition. *British Journal of Sports Medicine, 40* (2), 169-172.

Cornwell, T. B., Weeks, C. S. & Roy, D. P. (2005). Sponsorship-linked Marketing: Opening the black box. *Journal of Advertising, 34* (2), 21-42.

Deane, J., Smith, G. & Adams, A. (2003). Sports Sponsorship and Brand Personality - The Ryder Cup Team and IBM. *International Journal of Sports Marketing & Sponsorship, 5* (3), 193-208.

Devlin, M. B. & Billings, A. C. (2018). Examining confirmation biases: implications of sponsor congruency. *International Journal of Sports Marketing and Sponsorship, 19* (1), 58-73.

Devlin, M. B., Brown, N. A., Billings, A. C. & Bishop, S. (2013). 'Ultimate' sponsorship: fan identity, brand congruence, and the Ultimate Fighting Championship. *International Journal Sport Management and Marketing, 14* (1, 2, 3, 4), 96-115.

Downey, G. (2014). 'As Real As It Gets!' Producing hyperviolence in mixed martial arts. *JOMEC Journal, 5*, 1-28.

Freyer, W. (2011). *Sport-Marketing. Modernes Marketing-Management für die Sportwissenschaft* (4., neu bearbeitete Auflage). Berlin: Erich Schmidt Verlag.

García, R., S. & Malcolm, D. (2010). Decivilizing, civilizing or informalizing? The international development of Mixed Martial Arts. *International Review for the sociology of sport, 45*, 39-58.

Gwinner, K. (1997). A Model of Image Creation and Image Transfer in Event Sponsorship. *International Marketing Review, 14* (3), 145-158.

Gwinner, K. & Swanson, S. R. (2003). A Model of Fan Identification: Antecedents and Sponsorship Outcomes. *Journal of Services and Marketing, 17* (3), 275-294.

Hermanns, A. & Marwitz, C. (2008). *Sponsoring. Grundlagen, Wirkungen, Management, Markenführung* (3., vollständig überarbeitete Auflage). München: Verlag Franz Vahlen.

Hickman, T. M. (2015). The Impact of Fan Identification Purchase Intentions, and Sponsorship Awareness on Sponsors' Share of Wallet. *Sport Marketing Quarterly, 24* (3), 170-182.

Kelm, R. (2016). *MMA Highlights 2015. Ein Jahresrückblick*. Groß-Gerau: Ancient Mail Verlag.

Khuong, M., N. & Kim Chau, N., T. (2017). The Effect of Event Sponsorship on Customer's Brand Awarness and Purchase Intention - A Case Study of Toyota Vietnam. *Review of European Studies, 9* (1), 148-157.

Kim, S., Greenwell, T. C. Andrew, D. P. S., Lee, J. & Mahony, D. F. (2008). An Analysis of Spectator Motives in an Individual Combat Sport: A Study of Mixed Martial Arts Fans. *Sport Marketing Quarterly, 17*, 109-119.

MacIntosh, E. W. & Crow, B. (2010). Positioning a brand within the controversial sport of mixed martial arts. *Journal Sponsorship, 4* (2), 163-177.

Mayo, D. & Bishop, T. (2010). Fixed rights to activation ratios can harm sponsorship ROI. *Journal of Sponsorship, 4* (1), 9-14.

McGowan, R. A. & Mahon, J. F. (2015). Demand for the Ultimate Fighting Championship: An Econometric Analysis of PPV Buy Rates. *Journal of Business and Economics, 6* (6), 1032-1056.

Meenagahn, T. (2001). Understanding Sponsorship Effects. *Psychology and Marketing, 18* (2), 95-122.

Meltzer, D. (2018). *UFC 229: Khabib vs. McGregor destroys previous MMA record for pay-per-views.* Zugriff am 23. Juni 2020 unter https://www.mmafighting.com/2018/10/11/17962158/ufc-229-khabib-vs-mcgregor-destroys-previous-mma-record-for-pay-per-views.

Nieland, J. & Vogt, L. (2019). Mixed Martial Arts im Netz – Neue Dimensionen und Verläufe der Fankommunikation über eine umstrittene Kampfsportart. In C. G. Grimmer (Hrsg.), *Sportkommunikation in digitalin Medien. Vielfalt, Inszenierung, Professionalisierung* (S. 155-177). Wiesbaden: Springer Verlag.

Olsen, E. L. & Thjømøe, H. M. (2011). Explaining and Articulating the Fit Construct in Sponsorship. *Journal of Advertising, 40*, 57-70.

Park, J. Y. & Sihombing, S. O. (2019). Effects of sponsor-event congruence on brand image, attitude toward the brand, and purchase intention: an empirical analysis in the context of sport sponsorship. *Journal of applied Management, 18* (1), 14-27.

Porat, A. B. (2010). Football fandom: a bounded identification. *Soccer & society, 11* (3), 277-290.

Reams, L., Eddy, T.& Cork, B. C. (2015). Points of Attachment and Sponsorship Outcomes in an Individual Sport. *Sport Marketing Quarterly, 24*, 159-169.

Reams, L. & Shapiro, S. (2017). Who´s the main attraction? Star power as a determinant of Ultimate Fighting Championship pay-per-view demand. *European Sport Management Quarterly, 17* (2), 132-151.

Reese, J. (2015). Rugged and Exiting: Examining the personality of a Mixed Martial Arts Brand. *Journal of Contemporary Athletics, 9* (2), 101-115.

Robbins, T. R. & Zemanek, J. E. (2017). UFC pay-per-view buys and the value of the celebrity fighter. *Innovative Marketing, 13* (4), 35-46.

Schneck, O. (2015). *Lexikon der Betriebswirtschaft. 3000 grundlegende und aktuelle Begriffe für Studium und Beruf* (9., überarbeitete Auflage). München: Deutscher Taschenbuch Verlag.

Shapiro, S. L., Reams, L. & Fung So, K. K. (2019). It is worth the price? The role of perceived financial risk, identification, and perceived value in purchasing pay-per-view broadcasts of combat sports. *Sport Management Review, 22*, 235-246.

Sorek, T. & White, R. G. (2016). American football and national pride: Racial differences. *Social Science Research, 58*, 266-278.

Speed, R. & Thompsen, P. (2000). Determinants of Sports Sponsorship Response. *Journal of the Academy of Marketing Science, 28* (2), 226-238.

Staack, M. (2019). Sport oder Spektakel? Ansätze einer sportsoziologischen Reflexion von Mixed Martial Arts. *Journal of Martial Arts Research, 2*, 8-8.

Stenius, M., T. (2015). Attacking the Body in Mixed Martial Arts: Perspectives, Opinions and Perceptions of the Full Contact Combat Sport of Ultimate Fighting. *Journal of Arts & Humanities, 4*, 77-91.

Tainsky, S., Salaga, S. & Santos, C. A. (2012). Determinants of Pay-Per-View Broadcast Viewership in Sports: The Case of the Ultimate Fighting Championship. *Journal of Sport Management, 27*, 43-58.

Tainsky, S., Salaga, S. & Santos, C. A. (2013). Estimating attendance for the Ultimate Fighting Championship: a demand theory approach. *International Journal of Sport Management and Marketing, 11*, 206-224.

Tomalieh, E. F. (2016). The Impact of Events Sponsorship on Attendee's Purchase Intention: The Mediating Role of Brand Image. *International Journal of Business and Management, 11* (8), 162-175.

Van Bottenburg, M., Heilbron J. (2006) De-sportization of fighting contests: the origins and dynamics of no holds barred events and the theory of sportization. *International Review for the Sociology of Sport, 41*, 259-282.

Walzel, S. (2019). Sportsponsoring – Kommunizieren und finanzieren. In G. Nowak (Hrsg.), Angewandte Sportökonomie des 21. Jahrhundert. *Wesentliche Aspekte des Sportmanagements aus Expertensicht* (S. 135-155). Wiesbaden: Springer Gabler.

Walzel, S. & Schubert, M. (2018*). Sportsponsoring. Grundlagen, Konzeption und Wirkungen.* Berlin: Springer-Gabler.

Watanabe, N. M. (2015). Sources of Direct Demand: An Examination of Demand for the Ultimate Fighting Championship. *International Journal of Sport Finance, 10*, 26-41.

Woisetschläger, D. M., Eiting, A., Haselhoff, V. J. & Michaelis, M. (2009). Determinants and consequences of sponsorship fit: A study of fan perceptions. *Journal of Sponsorship, 3* (2), 169-180.

Zaharia, N., Biscaia, R., Gray, D. & Stotlar, D. (2016). No More "Good" Intentions: Purchase Behaviors in Sponsorship. *Journal of Sport Management, 30,* 162-175.

Zembura, P. & Żyśko, J. (2015). An Examination of Mixed Martial Arts Spectators' Motives and their Sports Media Consumption in Poland. *Journal of Human Kinetics, 46,* 199-210.

9 Sonstige Internetquellen

UFC, (2020a). *Veranstaltungen*. Zugriff am 10. Juni 2020 unter https://www.ufc.com/events

UFC, (2020b). *Sportler*. Zugriff am 12. Juni 2020 unter https://www.ufc.com/athletes

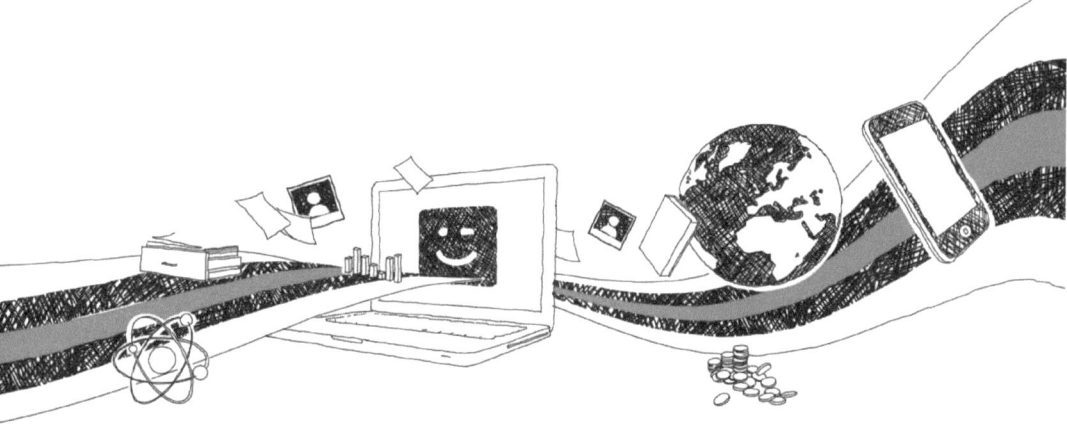